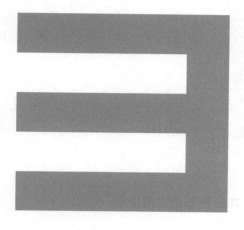

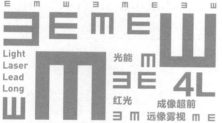

Light
Laser
Lead
Long

光能

红光

4L

成像超前
远像雾视

大国护眼之策

青少年近视防控
实用指南

赵　阳◎著
魏文斌◎审

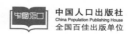

人民日报出版社

中国人口出版社
China Population Publishing House
全国百佳出版单位

图书在版编目（CIP）数据

大国护眼之策：青少年近视防控实用指南 / 赵阳著.
-- 北京：人民日报出版社：中国人口出版社，
2022.5
　　ISBN 978-7-5115-7345-2

　　Ⅰ.①大… Ⅱ.①赵… Ⅲ.①近视－防治－青少年读
物 Ⅳ.①R778.1-49

　　中国版本图书馆CIP数据核字(2022)第066294号

书　　　名：大国护眼之策——青少年近视防控实用指南
　　　　　　DAGUO HUYAN ZHI CE
　　　　　　QINGSHAONIAN JINSHI FANGKONG SHIYONG ZHINAN
作　　　者：赵　阳

出 版 人：刘华新
责任编辑：程文静　杨晨叶
特约编辑：刘　亭
装帧设计：元泰书装

出版发行：人民日报出版社
社　　址：北京金台西路2号
邮政编码：100733
发行热线：（010）65369509 65369512 65363531 65363528
邮购热线：（010）65369530
编辑热线：（010）65363530
网　　址：www.peopledailypress.com
经　　销：新华书店
印　　刷：大厂回族自治县彩虹印刷有限公司
法律顾问：北京科宇律师事务所 010-83622312

开　　本：710mm×1000mm　　　1/16
字　　数：236千字
印　　张：17.75
版　　次：2022年6月第1版
印　　次：2024年6月第17次印刷

书　　号：ISBN 978-7-5115-7345-2
定　　价：58.00元

序一

这些年来，北京同仁医院培养的赵阳医生在近视防控领域取得了突出的成绩，可喜可贺！应赵阳医生的邀请，我欣然为他的新作《大国护眼之策——青少年近视防控实用指南》作序。

要认真写序，必须认真去读书稿，我用了一周的时间仔细阅读，兴致盎然。读完之后，我感觉这本书是另一类专家写出的另一类科普作品，具有鲜明的特色和创新之处；同时发现，作者是一位非常接地气的专家，他在科普领域浸润多年，已经形成了独特的风格。

这本书围绕儿童青少年近视防控，向大众传播了很多专业的知识，非常全面。特别感到，它不仅是写给孩子们的，也是写给孩子家长的。它没有阳春白雪的学究气，而是用拉家常的方式，语言自然亲切，选词看似很随意，其实非常考究。例如，光对于视觉的影响，他称"光"为"光营养"，通俗形象；关于近视的成因，他明确指出是"看出来的"，直击要害。

当然，科普的核心是科学性，这本书所讲述的医学内容均有理论支撑，对一些复杂问题也能够深入浅出，娓娓道来。例如，将远视和近视离焦，描述为成像滞后和超前，既简化，又具象，浅显易懂，令人信服。

我国是一个近视大国，为了改变这种局面，儿童青少年近视防控已上升为国家战略，需要全民重视、共同行动。目前，经过全社会的努力，我国儿童青少年总体近视率已呈现下降趋势，但是我们不能懈怠，要关心孩子的眼健康，让我们的下一代有一个健康的体魄和光明的未来。

在此，我向赵阳医生表示衷心的感谢，希望他再接再厉。同时，我也希望更多的医务工作者参与到这项工作当中，多建言献策，共同为我国的近视防控工作取得更好的效果、做出更好的成绩，贡献力量。

总之，此书是一部精心创作的、具有科学性的科普作品。我喜欢这本书，也希望读者和我一样喜欢这本书。

王宁利

中华预防医学会公共卫生眼科分会主任委员

中国医师协会眼科医师分会会长

北京同仁医院原院长

北京同仁医院眼科中心主任

首都医科大学眼科学院院长

中国医学科学院学部委员

亚太眼科学会主席

2022 年 5 月 12 日

序二

　　赵阳医生原本是白内障和屈光手术领域的年轻专家，在白内障手术和手术技术培训方面颇有名气。最近几年，他把相当多的精力投入到近视防控领域，这也是眼科医生的重要职责。习近平总书记号召我们："全社会都要行动起来，共同呵护好孩子的眼睛，让他们拥有一个光明的未来"。赵阳医生用自己的实际行动自觉践行习总书记的重要指示，使我这个曾经的同事和领导倍感欣慰，也深受鼓舞。

　　如今，"近视"已经成为影响青少年眼健康的一大疾病。青少年处于身体发育的关键时期，也是学习知识的关键时期，那么，应该如何在保证学习时间和保护眼睛健康之间找到一个最佳平衡点呢？这已经引起了家庭、社会、国家的共同关注。教育部等八部门联合推出了《综合防控儿童青少年近视实施方案》，要求学校、学生、家长和卫生医疗部门一起行动起来，投入到利国利民的近视防控工作中去，其中，近视防控知识的科学普及就是重中之重。赵阳医生善于钻研，勤于笔耕，这些年在自媒体上发表了很多近视防控方面的科普文章，吸引了大批近视青少年的家长。在答疑解惑的同时，赵阳医生也清楚地了解到家长们的所思所想，特别是那些顾虑和困惑。

　　社会上对近视防控在认识上存在诸多误区，医务工作者也需要更新理念，与时俱进，把近视防控领域的新知识、新技术和新手段及时传播开来。

　　因此，这本《大国护眼之策——青少年近视防控实用指南》可谓应时而生，其内容上很有特色，专业上却不生涩枯燥，既富有科学性，又极具实用价值。这本书从"家庭"出发，站在家长的角度，以自己女儿近视防控的真实经历为例，服务于孩子的成长；从自身实践经验出发，结合国内外最新的研究成果，也引用了众多的参考论文书目，还介绍了很多值得关注的近视防控新态势、新方向。

　　作者力求客观和严谨，坚持从循证医学的角度出发，以客观、公正、严谨的态度，对近视防控领域存在的不同观点，客观地予以介绍，没有简单地评判对错，对于一些尚需更长久实践验证的防控技术也做了客观的说明。

　　这本书知识脉络清晰，编排合理，力求用通俗易懂的语言解读专业知识，清楚明了地告诉读者应该如何进行科学的近视防控，深入浅出，充满感情。这样的创作肯定是需要花费大量的时间和精力的，也需要有足够的智慧和毅力。没有家国情怀，没有对近视防控工作的满腔热忱，是很难做到的。

　　我认为，这本书适合广大家长和老师阅读，也可供近视防控的专业人员及儿童保健医师参考。我把这本书推荐给关心儿童近视防控的人们，希望它能够成为青少年、家长、学校及医务工作者近视防控工作的良师益友。

魏文斌

中国医药教育学会眼科委员会主任委员

中华医学会眼科学分会常委

中国医师协会眼科分会常委

北京眼科学会会长

北京同仁医院副院长

首都医科大学眼科学院副院长

2022 年 4 月 5 日

序 三

作为一名眼科医生，最怕的就是孩子第一次来医院检查，就发现他的近视已经很严重了，而家长和孩子还都没有任何的防控意识。这种事情，以前我们经常遇到，不能不说，近视问题已经成为我们的大国之痛。

2018 年教育部等八部门联合印发《综合防控儿童青少年近视实施方案》以来，在各方的共同努力下，儿童青少年近视防控工作取得了很大的进展。在临床工作中，我们明显地感受到家长对孩子近视防控的意识不断增强，但由于缺乏专业知识以及恐慌焦躁的心态，"病急乱投医"的现象并不少见，这样不仅浪费了家长的金钱，还耽误了孩子近视防控黄金期。

儿童青少年的近视问题，既有学习方式的问题，也与生活方式密切相关。要减少儿童青少年的近视发生率，需要对他们的课内外负担、作息时间、体育锻炼、户外活动等进行调整，还要积极配合科学有效的医学防控手段。其中，给家长普及科学的护眼知识，努力培养孩子科学用眼、护眼的习惯尤为重要。

赵阳医生是一位积极投身医学科普、有责任有担当的医学专家，是当下社会亟需的人才。长期以来，他受邀于一些大众熟知的健康节目，活跃于各大媒体平台，发表了大量高质量的科普文章，不断向大众传播眼科常识。他还把自己从医的宝贵经验编写成书，分享给眼科同人，帮助年轻医生快速成长。我与赵阳医生都毕业于北京大学医学部，都曾在中国著名的眼科医院——北京同仁医院工作。我和这位师弟对眼科医疗有着相同的理解和深刻的体会。他和我一样，沿着同样的轨迹走过了同样的道路。他在一些方面，做成了我一直想做但又没能去做的事情，他是一位让我敬佩的专注医疗的好医生。

儿童青少年近视防治已经成为全社会关注的热点，《大国护眼之策——青少年近视防控实用指南》这本书的出版，就像一场及时雨，为身在迷雾和困顿中的家长点亮了一盏明灯。这本书真正做到了以"家庭"为本，从家长和孩子的角度考量近视防控工作，并没有过度强调一些令家长有心无力的防控方法。尤其是书中提出的边用眼、边护眼的理念，相信会引起家长的共鸣。作者用通俗平实的语言，将原本枯燥艰深的科学知识生动地表达出来，也为从事近视防控工作的同人们梳理出一套在实践基础上的理论指导，为大家接下来的工作提供了有力的支持。

医学总在争论中进步发展的。这本书基于赵阳医生多年临床经验的研究与总结，也不乏一些行业前沿的探讨和医学争议。希望大家在阅读本书、获取知识的同时，提出宝贵建议；更欢迎大家一同交流，丰富并完善青少年近视防控的理论体系，一起守卫祖国未来的眼健康，以视觉健康来推进健康中国建设。

叶子隆

北京大学校友会理事

北京市红十字会理事

2022 年 4 月 5 日

一名眼科医生的心愿

作为一名眼科医生，同时也是一位父亲，我非常担心自己的孩子会近视。当女儿即将进入小学学习时，说实话，我心里是有点慌的，因为近年来中国高中生的近视率超过了80%，令人不安。

我在北京同仁医院工作的15年间，接诊过海量的近视儿童。暑期时，一天要接诊100个孩子。在以往的技术条件下，孩子们未来近视发展的步伐其实很清晰：控制好了，每年长25度；控制不好，每年长100度。这一点就连我们眼科同事自己的孩子也不例外。对于确保女儿不近视，我其实没有足够的信心，直到看到《青少年近视简易疗法》这本书第10页中的一句话时，感觉"防线"终于被彻底击溃。

书上是这样讲的：眼科医生是否能防住近视呢？"不，不可能。"

这本书是1983年出版的。近40年过去了，我们眼科界在近视预防领域的进步好像并不明显。现在我们只是多了近视离焦镜、角膜塑形镜（又称 OK 镜）等几种"武器"。OK 镜可以帮助已经近视的孩子白天摘镜，能够控制 40%~50% 的近视增速，的确是有一些进步，同时也发展出了一个每年千亿产值的行业。但以目前的技术，想要实现近视的防和治，仍然是种奢望。

在国家的高度重视之下，近视防控已成为国策，情况正向好的方向发展。从 2019 年开始，全国眼科年会上终于有了关于近视预防的专题讨论。

也许 10 年后，在全行业的重视之下，儿童近视的防控将不再是个难题，但我的女儿恐怕等不及了。唯有在近视防控中投入更多的精力，才能确保她不近视。

我有种比较独特的行医风格，那就是把个人微信留给每一位患者，从很多年前就已经开始这样做了，目前已经积累了数万患者好友。这在一些繁忙的大医院中也许是比较少见的，因为这意味着要付出大量的业余时间。而我之所以会这样做，最初是为了获得患者手术后的及时反馈，避免一些小问题拖延成大问题。后来发现，患者有医生的微信后，还能给医生带来一些额外的收获。

本来，各种术后微小的不适，如眼睛红、摩擦感等，通常不是什么严重问题，但患者可能会很担心，可又没到复查时间，号也不好挂，他们只能苦苦熬着。等到术后一周复查时，这些不适基本已经恢复正常了，也就没有机会向我们反馈了。医生可能也无从得知，还觉得自己的手术做得很棒，没有出现任何问题。但自从患者有了我的微信后，这些小问题他们也有机会及时反馈，可以让我认识到手术可能并没有自己想象中那么完美，这就会倒逼自己去仔细雕琢手术的每一个细节。久而久之，手术技术出现了明显的提升。后来，我在人民卫生出版社出版了《一步一步学会白内障手术》，对手术细节进行了深入的剖析，其中很多经验就是源于这个阶段的积累。

除了对手术技术有帮助外，给每一位患者留微信还给我带来了另一个收获，那就是患者的海量咨询。每天回复各种各样的问题，相当于多看了几倍的门诊患者。不过,患者们咨询的内容并不局限于手术,更多的是关于家里孩子近视的问题。

这种微信咨询与门诊面诊有很大的不同。在门诊交流中,由于时间紧迫,大部分时间都是医生面向患者输出知识、提出建议,知识的传输多是单向的,患者很难有机会针对医生的观点提出反对的意见或者例证。但微信咨询则不同,患者有时间充分准备,组织好语言,把自己的想法详细地传达给医生,如果医生的观点与患者的体验不一致,患者也有机会用实例表达自己的疑问。在这种沟通中,知识的传递其实是双向的,医生也可以从中收获很多新知识。比如,家长们经常咨询形形色色的护眼方法是否有效,有时会分享很多孩子的体验,也会定期分享结果。在这个过程中,家长提供的大量实例让我逐渐意识到,自己的认知水平可能是有限的,以前坚持的一些观点,如真性近视后视力不可提升、眼轴不可缩短,可能是错误的。也是在这期间,了解到了微刺激、雾视、红光治疗、光幻视等一些之前眼科医生们不了解或者感觉没有循证医学依据的方法,其实对部分儿童真的有一些实效,而我们之前的否定显然有些武断了。有段时间,我甚至开始自责:为什么自己的知识库如此匮乏,对近视防控的手段如此陌生,除了验配眼镜和 OK 镜外,对其他的方向缺乏深入的了解?

我开始反思这个问题之后,很快就找到了原因。翻遍全国高等学校本科教材《眼科学》第 9 版(人民卫生出版社)、本硕博教材《眼科学》第 3 版(人民卫生出版社)——这两本书是眼科医生们学习的经典教材,却没有找到关于近视预防的内容,一个字都没有。在视光师学习的教材《眼视光学理论和方法》第 3 版(人民卫生出版社)中,与近视预防相关的内容也只有半页的篇幅。近视防控中的重要概念"远视储备",在以往的眼科教材中,也没能找到。造成这种现象的原因是,大量关于近视发展机制的探索和研究是近年来才有所突破的,有一些印在当年教科书上的经典理论,例如调节理论、假性近视理论,已经被推翻,新的理论被确立。关于近视发展的新机制——"脉络膜血供调控学说"，在 2018 年才由瞿佳教授、周翔天教授团队提出，目前正逐渐被各种试验数据所验证。

医学是极其严谨的科学，近年来很多研究的结论还没有获得足够强的循证医学证据，不足以进入指南和教材，需要长期而广泛的验证。在此之前，医生们的学习能力不同，导致认知不一，就不会令人奇怪了。

当我们眼科医生意识到在儿童近视预防领域，从经典眼科学和视光学中学习的内容有所不足时，便开始了大量的文献学习，探究近年来基础研究中新的突破。除了理论学习外，还要去接地气地"潜伏"到各种近视防控群里，近距离观察家长的反馈，接收第一手的资料。在这一阶段，我们完成了很多认知的突破，这个机会也是很珍贵的。如果没有这些或熟悉或陌生的家长提供宝贵的信息，我们可能一辈子都没有机会突破。人的认知有四个层级：一是不知道自己不知道，比例高达 95%；二是知道自己不知道，这一层级的比例只有 4%；三是知道自己知道，这一层级只有 0.9%；四是不知道自己知道，这一层级只剩下了 0.1%，堪称凤毛麟角。对于一些在医院中并未广泛开展、处于临床指南之外的近视防控方法，如红光治疗、雾视治疗等，是否有效、是否安全，有时候我们眼科医生只能通过理论分析进行判断，其实是处于第一层级的，要突破到第二层级，需要不断地实践和努力。医生接受的是循证医学教育，所以他们天然是理性和谨慎的，必须依靠真实的案例和经验，才能助力其认知层级的提升。医学界有一句名言："把指南背熟，是医生的基本功；先指南一步，是专家的真本领。"很多从事近视防控工作的专家正在努力地探索先进的技术和方法。随着越来越多的文章发表，循证医学证据不断积累，开启学术交流和推广，全体医生认知的进步就会加速。

面对中国高中生的近视率超过 80% 的现状，在儿童青少年近视预防领域，我们眼科医生很难说自己做得有多么出色，但应该怀着空杯心态去努力学习。近年来涌现出很多行之有效的防控手段，医生们需要做的是放低姿态，勇于打破自己的固执，深入实践和群众当中，用我们专业的思维和工具，对近视防控领域五花八门的方法，甄别真伪，去粗取精，总结规律，探寻根源；做好防控效能评价，分析经济、时间支出，把好的留下、坏的舍弃，让家长把有限的金钱和时间用在刀刃上，帮助孩子切实有效地防控近视。

在逐渐提升自己认知的过程中，我们也意识到，随着眼科界对近视发展机制的研究逐渐深入，一扇大门正在徐徐打开，一座巍巍高峰逐渐展现在我们面前。眼科有很多分支，犹如一座座高耸的山峰。在一些领域，医生们已经登峰造极。例如白内障，现代技术已经实现痊愈，手术时长3分钟以内，无痛安全，甚至超越痊愈，实现了"返老还童"（可以同时治好老花眼），我们对手术技术的钻研已经接近了天花板。而儿童近视防控这座山峰，我们刚刚开始攀登，可研究的内容众多、待探索的空间广阔，一旦实现突破，造福的是下一代，影响也更深远；而且现在国家重视、技术进步、全民关注，可谓天时地利人和，面临一个历史性机遇，值得更多人投身其中，专注于此。

在北京同仁医院工作的15年是我学习和成长中最宝贵的一段历程，使我受益良多。北京同仁医院作为全国顶级的眼科平台，这里有众多患者的案例和最好的老师，可以让我们在海量的门诊和实践中不断学习和进步。随着职称晋升和专科划分越来越细，近视和白内障手术相关的工作占据了我的大部分时间，儿童近视预防的研究和临床工作只能在周末进行。2021年，我最终决定转岗，全神贯注地投身到儿童近视防控的事业当中。

在获得时间自由之后，本书终于写作完成。在魏文斌教授的带领下，我和很多同人花费了半年时间，将之前的积累总结沉淀，整理出一套行之有效、经济、安全、可复制、易配合的综合防控方案，称为4L法近视防控方案，在这本书中，进行了详细的分享。这套方案已经帮助很多孩子实现了近视预防或零增长，希望本书的出版能对我国近视防控事业贡献微薄的力量。

赵　阳

2022 年 3 月 20 日

目 录
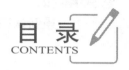
CONTENTS

第一章
大国之痛

令人担忧的青少年视力问题

01. 近视低龄化：一个突出的问题 / 003

02. 近视，蚕食孩子的未来与梦想 / 005

03. 近视问题，关系国家的前途和命运 / 007

04. 近视防控，意义深远，使命重大 / 009

05. 当前近视防控工作存在的几个问题 / 011

06. 近视防控，时间和亲子关系才是最大的成本 / 013

07. 近视防控要多方协同，多管齐下 / 016

08. 后疫情时代，近视防控的新态势 / 018

第二章
答疑解惑
 ## 重新认识"近视眼"

09. 厘清认知：关于近视的若干传言 / 023

10. 为什么不同的医院、机构之间观点差异很大？ / 025

11. 什么是近视？ / 029

12. 近视究竟是怎么造成的？ / 031

13. 近视防控的最佳时机 / 032

14. 视力和近视度是一一对应的吗？ / 034

15. 眼轴是最重要的监测指标 / 036

16. 建立电子视力档案 / 040

17. 评价防控效果的标准 / 045

第三章
溯本清源
 ## 探究综合防控体系

18. 重视光的营养 / 050

19. 改善光的位置 / 054

20. 4L 法综合防控 / 068

21. 其他防控手段 / 069

第四章
升华认知
 掌握近视防控的深层原理

22. 理一理近视发展的"前因后果" / 075

23. 近视防控的主战场——脉络膜 / 079

24. 近视防控的第二战场——晶状体 / 083

25. 真性近视真的无法治疗吗？/ 085

26. 近视了，应该配什么样的眼镜？/ 092

27. 离焦量的计算 / 097

28. 雾视疗法 / 101

29. 调节力与视功能 / 104

30. 调节力训练 / 111

31. 读写镜 / 114

32. 阿托品的功效 / 117

33. 眼压对近视发展的影响 / 121

34. 到底什么颜色的光对眼睛有益？/ 125

35. 睡前护眼，你做对了吗？/ 129

36. 各种眼操和训练有用吗？/ 132

37. 近视的"进攻"和"防御"/ 135

第五章

破解疑难

 解答近视防控常见问题

38. 该不该配镜，什么时候配镜？ / 141

39. 散光到底是怎么回事？ / 144

40. 为什么要散瞳验光？ / 150

41. 有效防控的标准是什么？ / 151

42. 该不该佩戴角膜塑形镜？ / 154

43. 佩戴角膜塑形镜要注意什么？ / 155

44. 红光治疗真的有效吗？ / 157

45. 红光治疗的推广为什么这么难？ / 159

46. 红光治疗是不是真的安全？ / 160

47. 如何选择红光治疗产品？ / 167

48. 使用红光治疗前，要做哪些检查？ / 169

49. 红光治疗的时间和次数有什么讲究？ / 170

50. 红光治疗仪的瞳距如何调整？ / 171

51. 红光治疗可以和其他防控手段一起用吗？ / 173

52. 红光治疗会有副作用吗？ / 174

53. 红光治疗效果不理想，原因有哪些？ / 177

54. 望远训练，如何让效果更明显？ / 178

55. 如何上网课才能不近视？ / 180

56. 基因与近视的关系 / 183

第六章
对症"开方"
 不同阶段的个性化防控方案

57. 警惕"近视潜伏期",0 ~ 6 岁应该做什么? / 189

58. "远视储备不足"是怎么回事? / 190

59. 还没近视不等于没事,"低度远视"也算近视 / 192

60. 近视前期,分阶段做好防控工作 / 193

61. 高度近视,尤其需要"高度关注"/ 195

第七章
亲子配合
 打响家庭"近视攻防战"

62. 孩子近视有"信号",家长早发现早干预 / 199

63. 家长配合减负,不盲目参加课外班 / 200

64. 良好读写姿势,需要尽早培养 / 202

65. 坐姿矫正器是"智商税",还是防近视法宝? / 203

66. 吃对饮食,给眼睛补充"营养"/ 205

第八章

校园助力

 落实系统化"护眼攻略"

67. 减少作业负担，减轻眼睛不可承载之"重" / 211

68. 科学考试管理，推进近视防控 / 212

69. 课桌椅高低个性化调整，也能预防近视 / 214

70. 网课加重近视，体育课成为应对良方 / 215

71. 不可忽视的学校用眼卫生与健康教育 / 217

附录一　教育部等八部门关于印发
　　　　《综合防控儿童青少年近视实施方案》的通知 / 219

附录二　近视防控专家建言献策 / 231

参考文献 / 257

第一章

大国之痛

令人担忧的青少年视力问题

01 近视低龄化：一个突出的问题

"医生，我家孩子才上幼儿园就得戴眼镜，以后可怎么办啊？"

"医生，孩子视力这么差只能以后做手术了吧？听说手术后也会有后遗症，视力也不会太好，是真的吗？"

"我闺女才上小学二年级就戴近视镜了，学校开运动会她都没办法参加，孩子可失落了。"

"视力不好，我儿子的太空梦彻底无法实现了！"

……

医生经常被家长们围着询问关于孩子近视的问题，也完全能理解家长们的不安和焦虑。因为，医生也有孩子，也在担心近视问题，也希望能为被眼镜束缚天性的孩子们做些什么，希望能够通过自己的努力让他们看到一个清晰的世界。

在我们的身边，近视的孩子越来越多。以前，我们见到小学生戴眼镜都很惊讶，可是现在见到戴眼镜的孩子都习以为常了，这是个特别可怕的现象。如果我们对这种现象熟视无睹、任其发展，那么危害的不仅仅是我们小家的幸福感，影响的也不仅仅是孩子的人生前途。

近年来，我国的近视人群呈快速增长趋势，而儿童青少年更是近视的主要人群。2018 年全国儿童青少年的总体近视率已经达到 53.6%，也就是说，有超过一半的孩子正在被近视问题困扰。自 2018 年 8 月《综合防控儿童青少年近视实施方案》发布以来，在各方的共同努力下，近视防控工作虽然取得了一定成效，但现状仍不乐观。2020 年全国儿童青少年总体近视率为 52.7%，仅比 2018 年下降了 0.9 个百分点；高中生总体近视率更是高达 87%，这是一个令人担忧的数字。

我们常说，维护好孩子的视力需要 18 年，毁掉孩子的视力却只需要 3 个月。近视的"阀门"一旦打开，后果不堪设想。现在初发近视的年龄段已经前移至 3~7 岁，如不及时采取措施，孩子的近视度数会以接近每年 100 度的速度增加。也就是说，如果孩子在一年级是 100 度的近视，如果不及时干预治疗，到了小学毕业的时候，可能就是 500 度的近视了！久而久之，高度近视就在所难免了。所以，近视防控工作迫在眉睫，千万不能因为孩子目前视力较好就掉以轻心，等到出现问题再去防控，就为时已晚了。

那么，到底是什么原因造成近视低龄化的现状呢？总结起来，无非就是以下三方面。

第一，孩子学业负担过重。在"双减"政策落地前，孩子平均每天做作业的时间较长，而家长又会给孩子报名参加各种辅导班，有的家长还会让低龄的孩子接受早期教育、超前教育，这不但会增加孩子的用眼时长，还会减少孩子的户外活动时间，对孩子的视力造成损伤，导致近视发生率上升。

第二，电子产品的过度使用。现在电子产品已经深入孩子学习、生活的方方面面，家长可能没有注意控制孩子使用电子产品的时间，没有对用眼距离、姿势等进行正确的干预，居室照明条件不合理，造成用眼疲劳等，都是近视发展的原因。

第三，不良的用眼习惯。比如孩子喜欢躺着、趴着玩手机，或是一边走路一边看书，还有的孩子经常在光线昏暗的地方看书学习，写作业的时候歪头、低头等，这些习惯都是造成近视的风险因素。

　　了解了上述因素后，我们可以采取针对性的措施进行近视防控工作，特别是在家庭中，家长应根据孩子视力发育的规律和特点进行教育和监督，使他们的视力得到更好的保护。

小贴士

　　近视低龄化成为一个突出的问题，给孩子提供一个合理的用眼环境，值得家长们重视。

02　近视，蚕食孩子的未来与梦想

　　有的家长对孩子的近视问题不以为意，觉得近视了戴上眼镜或者角膜塑形镜就好了，照样能看得清、望得远，不会影响孩子的学习和生活。

　　对于这样的观点，医生有话要说。近视从来都不是小问题，您今天的忽视，很可能会成为将来的"后悔莫及"。

　　这并不是在耸人听闻。要知道，近视对孩子的危害不仅仅是戴眼镜这么简单，它直接影响着孩子的学习和生活，会在不知不觉中蚕食孩子的梦想和未来。

　　孩子视力不佳，看东西模糊，经常看不清楚老师写下的板书，来不及记笔记，听课效果很不理想。有的家长实在没办法，只好求老师给调一个靠前的座位，可这样的要求也不是每次都能得到满足。孩子回到家，做作业又成了一道难关，有家长经常看见自己的孩子写字时眯着眼睛，脸都快凑到作业本上了。时间稍长，孩子就觉得眼睛又干、又涩、又疼，特别难受。而且孩子的注意力也难以集中，成绩难免会受到影响。

更糟糕的是，近视还会影响孩子的性格、心理和体态发育。有的孩子刚上小学就戴上了眼镜，不管是坐在教室里，还是站在出操、放学的队伍里，都会特别显眼，也会招来不少异样的眼光，让孩子觉得很是难为情。而且长期佩戴眼镜，孩子还会出现眼球突出、眼睑松弛、双眼无神等变化，甚至影响眼眶骨骼的发育，原本眉清目秀的孩子，"颜值"逐渐下滑。由于总是离书本很近，总是前倾着去看东西，还会造成低头、伸脖、驼背的不良体态，容易引发颈椎、胸椎变形，压迫神经，影响血液流通。不仅如此，当学校组织体育竞赛的时候，因为戴着"小眼镜"有安全隐患，所以有些项目也不能参加。长此以往，孩子会变得越来越不自信，越来越内向、自卑，不愿意主动与人接触，也就无法拥有高质量的人际关系，这些都是为人父母者不希望看到的情况。

以上讲的还只是戴眼镜的不便，等到孩子面临升学、就业时，更大的问题就会一一显现。比如：孩子左眼或右眼裸眼视力低于5.0，就会被飞行技术、航海技术、消防工程、刑事科学技术、刑事侦查技术等专业拒之门外；要是左眼或右眼裸眼视力低于4.8，就不能报考本科的轮机工程、运动训练、民族传统体育专业；还有法学专业、医学类专业、体育相关专业等，也对视力有一定的要求。所以别再说近视不算什么大事了，有朝一日，它就会成为严重的"拉分项"，会打乱家长为孩子精心设计的各种人生规划。

近视也会让孩子美好的梦想化为泡影。相信家长平时肯定都听过孩子们的愿望，他们有的想要成为航天员，像杨利伟、费俊龙、聂海胜叔叔一样去太空中探索宇宙的奥秘；有的想要成为飞行员，驾驶着飞机在蓝天上自由地翱翔；有的想要成为电竞高手，在国际大赛上展露风采；还有的想要做消防员、赛车手、潜水员、军人、警察……

这些梦想的实现都离不开明亮健康的双眼，若是孩子已经近视，又不注意做好防控工作，导致近视度数逐年加深，甚至出现了各种并发症，梦想还有实现的可能吗？对此家长会甘心吗？孩子自己又会甘心吗？

所以，我们一定要对孩子的近视问题有足够的重视，只有尽早保护好孩子的眼睛，才能让孩子没有顾虑地插上梦想的翅膀，去勇敢、自信地追求自己想要的未来！

小贴士

孩子未来的事业、梦想等，都需要一双健康的眼睛，我们大家应重视孩子的近视防控。

03 近视问题，关系国家的前途和命运

请大家一起来想这样一个问题：空军飞行员佩戴着先进的头盔，驾驶着战斗机在高空飞行，他不光需要紧盯面前的仪表盘，看清头盔屏显示的指标，还要随时看清远处的目标，要在第一时间对突发情况做出反应。如果他的眼睛近视，那他还能保证自己的飞行安全吗？还能顺利地完成保卫国家的作战任务吗？

不光是空军，陆军和海军也一样。他们肩负着保家卫国的重要使命，平时要接受极其严格的训练，要面对各种恶劣的环境。如果佩戴眼镜或隐形眼镜，导致视野中雾气弥漫，就无法看清复杂的战场形势，更无法在第一时间做出准确的判断。

还有那些执行特殊作战任务的特种兵、潜水员、空降兵等，他们在视力方面的要求更是不能打折扣。如果本身有近视的问题，就算是做了矫正手术，视力达到了相关标准，也会有一些不可避免的"后遗症"，比如角膜变薄，无法适应高空低气压或者深海等环境，对打击、碰撞的承受能力也会下降，还会出现干眼症等问题，并且近视的度数随着时间的推移，也会有一定范围的回退。除此之外，关系到国力的重要领域，如航空航天、精密制造等，也对视力有

很高的要求。

根据国家卫健委相关数据，2020年我国儿童青少年总体近视率为52.7%，其中6岁儿童为14.3%，小学生为35.6%，初中生为71.7%，高中生为80.5%。我们不禁感叹，等到他们长大成人的时候，该如何成为国家栋梁，去填补国防、科技领域巨大的人才缺口呢？

国防大学戴旭教授就讲过这样一个触目惊心的案例：他曾经和空军招飞部门一起去南方某高中调研学生视力问题，结果发现，每个40人的班级平均只有8~10人不戴眼镜。结合其他指标，这所近万人的中学竟然很难招收到一名合格的飞行预备学员！

看到这样的例子，怎不让人痛心疾首！假如有一天，国家再也招收不到视力正常的航天员、飞行员和特种兵，不得不给各种装备、仪表和头盔上增加视力矫正功能，那将是多么令人担忧的情景啊！

也许有人会说："现状已经这样了，就不能把选人的标准放宽些吗？"其实，国家在这方面已经采取了措施，国防部就对《应征公民体格检查标准》进行过数次修订，其中对于视力的要求已经不断放宽，但这毕竟是无奈之举，如果我们任由孩子的近视问题发展下去，将来必然危及国家的长治久安。

所以说，近视防控早已不是一家一户的小事，而是事关民族复兴和国家前途命运、关系全民体质健康的重大问题。也正是因为这样，教育部、国家卫健委等八部门于2018年联合印发了《综合防控儿童青少年近视实施方案》。方案中明确地提出了一个远景目标，要求到2030年，实现全国儿童青少年新发近视率明显下降、视力健康整体水平显著提升，6岁儿童近视率要控制在3%左右，小学生近视率要下降到38%以下，初中生近视率要下降到60%以下，高中阶段学生近视率要下降到70%以下。

考虑到目前近视低龄化的严峻形势，摆在我们面前的任务无疑是非常艰巨的。所以，我们必须立刻行动起来，打响这场近视防控攻坚战，为了孩子、为了家庭，更为了国家！

小贴士

近视防控早已不是一家一户的小事，而是事关民族复兴和国家前途命运、关系全民体质健康的重大问题。

04　近视防控，意义深远，使命重大

有的家长说："反正我家孩子已经近视了，是要戴眼镜的，也没必要费劲再干预了。"

这个观点其实是错误的！我们一直强调的"近视防控"，是由"预防"和"控制"两方面的工作组成的。其中必不可少的是"预防工作"，也就是在孩子没有近视的时候就提前预防，这很符合我们国家中医的精髓"治未病"，也只有这样，才能从根本上让孩子远离近视。

这毕竟是一种最理想、最完美的状态，而我们面对的现实是孩子的近视率越来越高。那么，对于已经出现近视问题的孩子，我们就可以任其发展吗？当然不行！这就需要我们做好"控制工作"，也就是要在孩子已经形成近视之后及时采取干预措施，控制度数不再增长或是缓慢增长。从专业的角度来讲，要达到这个目的，最应当做的就是控制眼轴，只要控制好这一点，就能有效地避免低度近视快速发展为高度近视，还能有效地减少未来发生眼病的可能性。另外，在"控制"之余，我们还应该积极地去"治疗"，达到改善孩子的裸眼视力和矫正视力的效果，实现让他们摘了眼镜也能够看得清的终极目标！

也许读者会问："为什么你一直在强调青少年的近视防控，而不是成年人的近视问题？"因为青少年近视防控工作的意义非同寻常。有大量研究数据

证实，在生长发育期间，眼球壁较软，可塑性强，这个阶段近视度数增长的速度是最快的，到 16 岁以后，随着身体发育的完成，眼球变硬，可塑性下降，近视度数会慢慢地稳定。假设孩子在幼儿园或者小学就近视了，那么他还有很多年的"近视增长空间"，不注意做好防控工作的话，近视度数很快就会发展到高度近视的程度。到时候，眼轴会过度伸长，眼底也会出现病理性的改变。这些都是我们眼科医生特别关注，也是值得广大家长关注的问题。

高度近视的人，他的眼底不同于正常人，会呈现出豹纹状改变；如果度数再增加，眼轴逐渐增长，视网膜就会被拉薄，可能会出现视网膜裂孔、脉络膜萎缩的情况，眼底状态就会变得"一片狼藉"。高度近视还会引发视网膜萎缩变性、视网膜脱离、黄斑病变之类的并发症，其中很多都是不可逆的很难治愈的眼病。我们及早进行近视防控的目的，就是要极力避免近视发展到这种程度。

具体一点说，假如你的孩子现在已经近视 200 度了，防控得当的话，成年的近视度可以控制在 400 度以内，而防控不力的话，孩子很可能会发展到 600 度以上，这就不是简单的戴多少度眼镜的问题了，还会对孩子未来的眼健康产生巨大的影响。有一组科学数据可供家长们参考：度数控制在 600 度以内，孩子成年后，发生青光眼的风险会下降 67%，白内障风险会下降 74%，视网膜脱离的风险会下降 98%，近视性黄斑病变的风险会下降 99%……这样说来，相信家长们就会明白近视防控到底有着怎样的意义了吧。

另外，如果我们能让孩子的眼轴长得慢一点，病变结构发生少一点，让近视度数控制在低度近视的范围内，那么在他们成年后，眼科医生还能够为他们"量身定做"一些简单安全的好办法，帮他们顺利地摘下眼镜，彻底摆脱"近视"这个标签。反之，如果对孩子的近视问题听之任之，等到度数大于 600 度，甚至超过了 1200 度，那医生就得采取一些相对复杂的术式了。即使做手术摘掉了眼镜，眼底病变的风险也并没有减小分毫，依然会陪伴孩子一生，甚至有可能不能随心所欲地做运动，因为剧烈运动和碰撞会让视网膜脱离的风险大幅攀升。这对于朝气蓬勃的新生代来说，该是怎样的一种"痛"啊！

小贴士

> 高度近视并不只是近视度数高、生活不方便那么简单，而是一种眼疾。一旦眼轴超过 26mm，成年后，白内障、青光眼、眼底疾病的风险将明显升高。

05 当前近视防控工作存在的几个问题

前面谈了这么多近视防控的意义，家长们可能认为："青少年的近视问题这么严峻，又关系到国家利益，那各方面的近视防控工作肯定已经做得很到位了吧！"

其实，当前近视防控工作的总体情况并不令人满意。

首先，除了一些近视防控研究较深入的机构和专家之外，多数医院集中于配镜和角膜塑形镜的治疗方案，很少能拿出其他更加先进而有效的近视防控手段，大家在认识上还没有将近视防控，尤其是预防提升到应有的高度。很多眼科医生的孩子也会近视，单从这一现状就不难发现，在近视这个问题上，不光普通家长会遇到难题，专业人士也在犯难。

其次，有一个突出的问题，就是现有的一些近视防控手段实践起来存在不小的困难。比如有些科普单调地呼吁"增加户外活动时间""控制距离"，没错，这些方法在防控近视上确实能够发挥积极的作用，可孩子能切切实实地照做吗？

就拿"控制距离"来说吧，实践起来有多困难相信家长们都深有感触。

孩子写作业时，坐姿歪歪扭扭，头越来越低，眼睛和书本的距离越来越近。家长开口提醒，孩子的坐姿马上就变得端正起来，但这种提醒的效果维持不了多久——孩子写着写着，又会不由自主地趴下了。即便是戴上矫正坐姿的装备，也一样会出现这样和那样的问题：背直了脖子越来越弯，脖子直了后背又弓起来了，顾此失彼，实在是让人十分无奈。采用一些坐姿提醒装置，会有所帮助，但也很难完全解决坐姿问题。

再者，我们想增加孩子的户外活动时间，也会面临现实困难——孩子的学习任务太重，每天别说 3 个小时了，有时就连 1 个小时的户外时间都很难保证。所以说，这种呼吁有用，但不够，也不全面。那该怎么办呢？我们必须考虑家长和孩子每天面对的实际情况，多寻找一些容易操作、孩子愿意接受也能够坚持下去的好方法，才能让近视防控落到实处。这样，孩子有了用眼自由，爸爸妈妈也不用整天咆哮着提醒："眼睛离远点！""注意你的坐姿！"久而久之，家庭氛围也会变得更加和谐。

还有，我们都知道电子产品是孩子近视的帮凶，限制儿童使用电子产品是近视防控科普中强调的内容，但这其实是与社会的发展趋势相悖的，也与孩子的天性相悖，甚至有时候还影响孩子接收更好的学习资源。在家庭生活中，父母与孩子之间经常因为能不能用平板电脑、电脑或者手机玩游戏、看视频而发生争执，甚至影响到亲子关系。有不少父母无奈地说，虽然知道手机不好，但管不住孩子，只好听之任之。

让近视防控的工作简单一点、轻松一点、愉快一点，让孩子能够在保护眼睛的同时获得用眼自由，是研究者们一直都在努力的方向。事实上，随着国内外技术的发展以及研究的深入，很多过时的理念已经被推翻，正确的理念得以树立，不少高等级的文献已经发表，近视防控出现了新的趋势和方向，比如灯光改造、红光治疗、光学离焦、雾视疗法和药物治疗等，这些方法都值得我们去钻研。但很遗憾，有些研究成果没有得到官方机构或专业人士的广泛解读，从研究到临床推进缓慢，这不仅是医生个人事业发展上的损失，也是近视家庭和孩子的损失。

与此同时，越来越多的家长觉得一些医院除了配框架镜和角膜塑形镜外、缺乏近视防控尤其是预防的有效手段，所以不得不将目光投向了民间的近视防控机构。他们采用的方法有很多被眼科医生视为"忽悠"，当然有一部分不法商家确实利用了家长的求治心理，进行了一些不靠谱的虚假宣传，可我们也不能否认，很多"良心机构"确实在实践一些安全有效的方法，在帮助孩子们防治近视方面取得了不错的效果，获得了家长和孩子们的信任，从而拥有较大的生存空间。

近视防控，应该是眼科医生的职责，或者说是基本功。我们要勇于把自己下沉到患者当中，用专业的知识挖掘事实、总结规律，多一些推动行业进步的劲头，这样才能发挥出专业的力量，带领家长们取得近视防控这场"战役"的最终胜利。

小贴士

当前近视防控的工作还需进一步完善，医学治疗方法大多集中于近视之后的矫正，缺乏有效的预防手段。

06　近视防控，时间和亲子关系才是最大的成本

我们在讲近视防控的时候，"成本"是一个不能回避的话题。因为近视防控的手段有不少，每一种花费的成本都不相同，而每个家庭的经济情况是不一样的，能不能负担得起，能不能长期坚持下去，都需要我们提前考虑清楚。

我们经常科普，让孩子每天在阳光下活动 2~3 个小时，平时控制好用眼的时间和距离，就能有效防控近视。这方法的确好，简单有效，还不花钱。

特别是户外的阳光，完全是免费的，可以说是经济成本最低的近视防控办法。

不过，我们也不能忽略了另外一个重要的成本，那就是时间成本。时间是无形的，我们也很少会去计算它的成本，但是对于孩子们来说，时间实在是太宝贵了。就拿上小学的孩子来说吧，实行"5+2"课后延时服务，孩子每天下午回到家已经超过6点了，住得远的孩子可能要7点多才能到家。这还不算完，孩子回到家还要写作业、复习学过的知识、预习新课，稍微松懈一点，学习就会出现明显退步。有的孩子还想练练钢琴、学学画画、学学跆拳道，怎么办？只能勉强"挤"出时间来分配。不夸张地说，只要家里有学龄阶段的孩子，那每天晚上回家以后，一家人都要跟时间"打架"，忙得不可开交。

就算是到了周末，有些孩子也未必有时间放松、休息。很多家长恨不得让孩子把每一分每一秒都用在"刀刃"上。在这种情况下，户外活动反而变成比较"奢侈"的近视防控手段了，因为时间成本太"昂贵"了。还有一些近视防控的方法，需要每天花费30分钟甚至更长时间，也会面临这种困扰——你去保护眼睛了，别人却用这个时间在家学英语、做阅读、练才艺、学技能……一周、两周可能看不出什么问题，时间长了，学业上、综合素质上的差距就慢慢拉开了。"佛系"的父母也许可以接受，但很多"鸡娃"的父母，此时就不得不暗自计算眼睛和学习哪个更重要了。

由此可见，我们在给家庭和孩子设计近视防控的方案时，除了要算"经济账"，还要综合考虑各种成本，特别是要把时间成本规划清楚，因为它才是最大的隐性成本。

除了时间成本之外，还有一种隐性成本，也可能成为近视防控的阻力，那就是亲子关系成本。比如，有的家长自身是近视的"过来人"，了解近视的痛苦，苦口婆心地教导孩子远离电子屏幕，却遭到了孩子的抵触；还有一些近视防控方法，对孩子而言可能非常枯燥且无聊，孩子很难配合和坚持，需要家长全程监督。在这些防控过程中，孩子恐怕不会开心，也不一定听话，结果就像辅导孩子功课一样，会给孩子和家长都带来不愉快的体验。家长不管不行，管得多了，对亲子关系可能产生伤害。另外，夫妻之间对于孩子眼睛的关注程度也可能不同，有的妈妈觉得一定要防控住近视，对孩子管理得很严格，甚至产生了焦虑情绪，但爸爸却觉得无所谓，认为没必要那么严，由此也会产生一些家庭矛盾，这也是门诊经常可以见到的情形。

了解了上述这些显性或隐性的成本后，医生在给每个孩子制定近视防控方案时，就要全面考量经济和时间的花费、孩子配合的难易、家长投入的精力等因素。近视防控工作是一场马拉松，容易坚持的才是好方法。要根据家庭的实际情况，计算好"加分项"和"减分项"，制定个性化的方案。

比如，家长可以帮孩子尽量去控制一些"减分项"，像孩子在学习时坐姿很差，学习任务过于繁重，这些就是视力"减分项"，要尽力去调整；但我们也不鼓励因为害怕眼睛近视就不学钢琴、不学画画、不去参加素质实践活动，或者取消所有的网课，甚至让孩子休学，这样会影响孩子的成长和进步。

那么该怎么来权衡呢？有的也许是需要舍弃的，比如一个8岁的孩子，他很有弹琴的天赋，参加全国比赛拿到了第二名，但因为长期练琴，近距离用眼过多，户外活动又太少，现在双眼都已经300度近视了。孩子妈妈看了很多近视科普，知晓高度近视的危害，心情特别纠结，曾反复咨询有没有必要停止练习钢琴。我们告诉她不要只为了眼睛就停止对钢琴的学习，不妨把弹琴作为必扣分，从其他的地方多找一点"加分项"，还是可以把近视防控做好。后来，这个孩子采用了我们为他个性化定制的综合防控方案，在没有减少用眼的情况下，近视仍然实现了零增长。

视力有"减分项"，肯定也有"加分项"。影响视力的因素其实很多，我们要抓的是每一个经济的、有效的、容易执行的"加分项"。像使用高照度、全光谱、低色温的吸顶灯，使用保护视力、训练调节的台灯，采用带有近视离焦效果的光学矫正方案，使用红光照射、远像装置进行雾视治疗等医疗防控手段等，这些都是不错的"加分项"，而且在经济、时间、精力投入方面付出的成本也是可控的，对家庭来说不会造成太大的负担，坚持下去就会看到好的效果。

小贴士

> 近视防控是漫长的马拉松，需要计算成本，除了经济的成本以外，还需要考虑时间的投入、孩子是否愿意配合等问题，要寻找孩子喜欢的、容易坚持的、花费时间少及经济成本可控的方案。

07 近视防控要多方协同，多管齐下

我们洋洋洒洒地讲了好多家庭近视防控的问题，可能家长们要说："看来孩子的视力问题，还是要家长承担所有啊！"那当然不是！家长是孩子近视防控最重要的责任人，但只靠家庭付出努力是远远不够的，因为这场"战役"耗时长、难度大，没有学校、医疗卫生机构、有关部门的齐心协力、积极参与，那肯定是不行的。

就拿学校来说，"减负"有没有真正落到实处，是全社会都很关心的问题。比如作业量减少、考试频率降低，不但让孩子和家长大为轻松，还能够减少用眼时长，对于近视防控起到非常积极的作用。

另外，学校里的户外锻炼也是家长普遍关注的一个问题。因为孩子平时确实没有什么户外时间，学校里的体育课、课间操可以成为一种弥补。所以，教育部在这方面的规定"确保小学一、二年级每周4课时，三至六年级和初中每周3课时，高中阶段每周2课时，中小学校每天安排30分钟大课间体育活动"，也是需要认真落实的。

除此之外，学校教室、机房、实验室、图书馆这些区域的视觉环境也是需要进一步改善的。比如可以采用一些有利于视觉健康的全光谱照明设备、

保护视力的显示装置，或是根据教室照明情况和学生视力变化情况，经常调整学生座位等，从而延缓孩子的近视问题。

那么，在这场近视攻防战中，医疗卫生机构又能发挥什么样的作用呢？首先是要做好筛查，为孩子们建立视力档案，定期监测眼轴，确保视力问题能够被及早发现、及早干预。

有数据显示，从 2019 年起，我国 0~6 岁的儿童每年眼保健和视力检查覆盖率已经超过了 90%，这个数字体现了国家对近视防控工作的重视，令人欣慰。

如果孩子出现了视力问题，医疗卫生机构更是要发挥关键性的作用，不但要根据每一个孩子的具体情况，采用最适合的干预和治疗措施，还要起到一个"告知提醒"的作用，要告诉家长、孩子怎么去做防控，才能避免并发症的发生，或是降低并发症的危害。有的家长对近视方面的知识还很不了解，对近视的严重性也没有足够的认识，需要医疗卫生机构进行"健康教育"，才能把大家都发动起来，全力以赴地投入近视防控这场"战役"中。

当然，在大人们为孩子如此操心的同时，孩子自己也不能掉以轻心，得积极关注自己的视力变化情况，如果感觉看东西模糊，就要赶紧告诉家长和老师，尽快到医疗机构检查、治疗。如果孩子还比较小，家长也要多叮嘱他们，教他们一些用眼、护眼的小知识，千万别觉得麻烦。

从这里我们也能看出，近视防控离不开方方面面的配合，家庭要关注、学校要教育、专家要指导、医疗机构要干预，各部门要关心、支持，孩子自己也得上心，只有这样，才能形成一种强大的合力，打赢这场"战役"，让每个孩子都能拥有光明的未来。

小贴士

　　近视防控工作需要家庭、学校、医疗机构共同努力，孩子自己也得上心，只有这样，才能形成合力，打赢这场"战役"。

08 后疫情时代，近视防控的新态势

突如其来的新冠肺炎疫情，打乱了我们正常的工作、生活和学习，也给近视防控出了不少难题。

居家工作、学习的时候，不论大人还是孩子，都免不了要用到电子产品。有时上完网课，还得在网上查资料、写作业，写完还要提交。双眼长时间盯着电子屏幕，又没有机会去户外活动、放松眼睛，近视发生的概率自然会提升，这是一种肉眼可见的、家长能直观感受到的现象。

这也成了后疫情时代一个最为明显的趋势，那就是科学防控近视变得更加紧迫、更加重要了。

万幸的是，很多曾经并不太重视孩子近视问题的家长，近些年开始关注这方面的动态了，对孩子的视力防控观念也比以前大有进步。在新冠肺炎疫情的影响下，近视门诊量增加了不少，给家长做近视教育也比以前高效了。有很多家长带孩子来就诊前，自己已经做过不少"功课"，有的家长具备了在孩子正常时就建立屈光档案的意识，也有家长能针对自己孩子的实际情况提一些有价值的问题，这是令人欣慰的。有了家长的大力配合，很多日常防控手段才能真正落到实处。

在这种情况下，线上学习仍然是避免不了的事情。另外，孩子自己也有使用电子产品的需要，比如要查资料、学编程、与同学老师联络，当然还有一些娱乐方面的需求。那家长应该怎么去做呢？在这方面只能是宜"疏"不宜"堵"——我们得考虑到后疫情时代生活的大趋势，不能跟时代对抗、跟孩子对抗。有的家长一味不让孩子看电子屏幕，这就是在对抗孩子的喜爱，孩子肯定会表现得很抗拒，导致亲子关系出现问题，父母也会更加焦虑。所以，在改变孩子用眼习惯的时候，我们不能简单粗暴地控制孩子使用电子产品的时间，而是应该科学引导。

另外，家长可以为孩子选择更加合适的电子产品，比如屏幕要大、分辨率要高、能保证清晰度；而在孩子使用电子产品时，可以把亮度调节到眼睛感觉最舒适的程度，不要让屏幕过亮或过暗。有条件的话，选择桌面远像装置或者接到 3m 以外的电视、投影上观看，是更好的办法。

同时，我们可以改善一下学习环境，比如：避开窗户和灯光直射，减少屏幕反光对孩子眼睛的刺激；尽量保持较远的观看距离；提醒孩子保持正确的姿势，千万不能躺在床上或沙发上看电子产品。

孩子使用一段时间的电子产品后，我们还要提醒他们注意放松，做室内体操、活动身体，做眼保健操，或是到阳台上接触自然光线，并向远处眺望，这些方法都能起到放松眼睛的作用。

当然，我们也不能忽略了家里的采光和照明情况。家庭灯光的改造是有益的，具体的方法和参数，我们会在后续的章节中进行详细的阐述。

总之，只有把视力防控的意识提升到一定高度，再积极地付诸行动，才能适应好后疫情时代的近视防控新态势，同时兼顾好学习和眼睛健康的平衡。

小贴士

现代社会，电子产品使用是避免不了的事情，改善家庭的学习环境，选择桌面远像装置或者接到 3m 以外的电视、投影上观看，是有效的防控手段。

第二章

答疑解惑
重新认识"近视眼"

09 厘清认知：关于近视的若干传言

在第一章中，我们主要讨论了近视防控的重要性和紧迫性，希望家长能够转变态度，意识到近视防控是势在必行的，不能消极等待，也不能有侥幸心理。

随着现代技术的发展，近视已经有办法进行防控了。但是，家长一定要做好规划，千万不能"病急乱投医"，不能随意相信网上的宣传、轻易选择防控的方法。毕竟，近视防控是一场马拉松，要是刚开始就走了弯路，不仅浪费了孩子的时间，还错过了最佳干预时机。

为了避免这种悲剧发生，家长们需要投入一定的精力，学习一些知识。其实在儿童近视防控这个领域，很多知识有比较清晰的逻辑，家长可能只需花费几个小时的时间，就可以掌握基本的原则，把近视的原理搞清楚，这样就能分辨一些传言的真伪，也能够远离一些高价"割韭菜"的防控陷阱。除了可以保护好自己的钱包，更重要的是，可以避免浪费孩子"最黄金"的防控窗口期。防控方法的选择直接影响孩子的未来，孩子成年后是近视还是不近视、是低度近视还是高度近视，往往取决于家长的近视防控理念和知识储备。

关于近视的传言不胜枚举，例如一个经典的传言："眼镜一旦戴上就再也摘不掉了，度数会越长越快。"有辟谣的，也有支持的，在专业领域也存在不小的争论。但近来的研究已经解答了这个问题。2020年的一篇研究足矫、欠矫与近视发展关系的 Meta 分析的文章[1]，分析了相关的 12 篇研究论文，得到的最终结论是：就近视完全矫正、未矫正或矫正不足作为近视控制策略而言，证据是模棱两可的。目前进展性近视的儿童，每年近视度平均增长 0.85~1.00D（1D 即 100 度），在这些研究中，有的认为戴镜近视发展快，有的认为戴镜近视发展慢，但这些所谓快慢的差距只有 ±0.2D，其实只是很小的差别。也就是说，单纯戴镜或者不戴镜，跟近视的发展速度关系不大，都不能作为近视防控的有效手段。所以，不想让近视增长太快的话，我们不应纠结该不该戴眼镜。如果孩子出现了视疲劳症状，那就应当戴镜；如果暂时还没有视力问题，看黑板还挺清楚，就可以不戴。这些并不是核心问题，戴普通的眼镜的确对近视发展没有保护作用，但要把近视发展归罪到眼镜上，也没有道理。一旦孩子近视，眼球由近似球形向偏球形的变化会导致周边成像滞后，这才是近视加速发展的原因，而不是眼镜的罪过。

我们更应该去关注：孩子有没有养成良好的用眼习惯？读书写字的姿势正不正确？户外活动时间够不够？环境中有没有需要改进的因素？能不能采取有效的医学手段，实现对近视增速的"零封"？这些才是近视防控的关键。

还有家长问："医生建议做散瞳验光，但网上听说散瞳会伤害眼睛，我们能不散瞳吗？"从这样的问题，也能看出被传言"带歪"的家长还真不少。大家所说的"散瞳验光"，学名叫"睫状肌麻痹验光"，散瞳只是睫状肌麻痹的一个"副作用"而已。医生之所以要进行麻痹调节，是因为这样验出的结果才能反映眼睛本身最真实的状态，配出的眼镜度数才准确，才能避免过矫，能够真正为眼睛"减负"。所以说如果要配镜，尤其是首次配镜，散瞳验光是有必要的。当然，我们并不是逢验必散，不需要配镜或换镜时，根据眼轴、晶状体厚度、角膜曲率等因素，有经验的医生可以推算出大致的屈光度数，这时候散瞳就是不必要的。医生们也在探索使用开放式验光仪、雾视验光等方法，可以部分代替散瞳验光，避免散瞳带来的一些麻烦，比如产生畏光、刺眼等不适的感觉。

类似的传言还有很多，例如"近视应该马上配镜""真性近视无法治疗""近视不可避免""父母近视孩子就一定近视""视力 1.0 就是近视治好了""做激光手术可以根治近视""近视防控没有神器""近视防控有神器"等，网上、视保机构、医生们说什么的都有，难有定论，这让家长们难免迷茫。

近视领域之所以各种传言盛行，背后有两方面的原因：一是这个领域的研究还不够深入，有些事情缺乏清晰的理论指导和实践数据验证；二是这个领域知识更新太快，很多新的突破发生在最近 5 年内，当跟不上知识更新时，新老观点碰撞也容易导致结论不一。

其实我们不需要迷茫，只要保持一颗学习的心，充分相信科学的力量，重视证据，就可以厘清认知。这本书将带领读者重新认识与"近视"有关的各种知识，用数据和分析帮助大家厘清各种常见问题的答案，找到科学、合理、适宜的近视防控办法。

小贴士

发现孩子近视时，家长往往会很着急，容易"急病乱投医"，而关于近视的传言众多，一旦选错方向，将浪费孩子"最黄金"的防控时机。

10　为什么不同的医院、机构之间观点差异很大？

孩子近视，家长忧心，可是在带着孩子四处求治的过程中，很多家长心中都会渐渐出现一个"大问号"：为什么都是专业人员，说法却不一样？医生与配镜人员观点不一样，医生与医生之间的观点不一样，有的医院、机构之间更是观点迥异，有时甚至会给出完全相反的意见。

有的家长给我们分享了这样的故事：

> 一位家长非常重视孩子的眼睛，很早就带孩子到医院检查，建立屈光档案。医生给做了散瞳验光后，发现孩子只有25度近视，给的建议是："裸眼视力还可以，就先不配镜了，回家多观察，多进行户外活动就行。"家长回去增加了户外活动。但没想到半年后，孩子的近视就发展到100度，不得不配镜了。
>
> 还有位家长说，她带孩子到家门口的医院查了眼轴，医生的说法是"远视储备不足，快要近视了"，家长听后自然觉得有点慌，医生给了她一张角膜塑形镜的优惠券，告诉她："等明年孩子近视了，就过来配角膜塑形镜。"听上去也是合理的，但家长却觉得心里很不是滋味。

类似这样的例子还真不少，也让很多家长觉得不踏实。于是家长们经常会问这样的问题：医生，治疗近视难道不是眼科医生的基本功吗？近视到底能不能预防，为什么你们的观点不能统一呢？我们又不懂这方面的知识，到底该相信谁？怎么看个近视就跟"赌博"似的呢？

的确，近视手术和近视矫正是眼科医生和视光医生的基本功，但说到近视预防，哪怕翻开《眼科学》教材，也找不到相关的章节。难道是预防近视不重要吗？当然不是！那为什么又会给家长们造成这样的困惑呢？

儿童近视的防控，其实算是"治未病"。都说"上医治未病"，但现实中，眼科的上医多数都是手术大咖，主要的精力在于治疗疾病，而低度的儿童近视，在很多眼科医生眼里并不算一种疾病，所以很少有医生会把工作重心集中于此，医生往往只负责开出配镜的处方，然后由视光师完成精准的验配，为孩子提供一副合格的眼镜之后，门诊工作就完成了。近视的相关业务在眼科医院的专业划分上归属于视光科，可是 10 年前，在中国还没有角膜塑形镜的时代，视光科主要的工作就是配镜。即使是与儿童近视最接近的斜弱视专科，主要的业务也是斜视的手术和弱视的治疗，跟视光领域也隔着一堵墙。

大家要知道，眼科和视光科是两个学科。近年来，角膜塑形镜等先进技术取得发展，很多眼科医院前所未有地重视视光科，很多眼科医生也开始转向视光专业，视光学科教育上也有了硕士和博士。但是，对近视预防这个领域研究深入的医生还是集中于北上广等地，其他地区相对较少。

回顾 2019 年以前的全国眼科年会，可以看到有白内障、青光眼、眼底病、视光科、屈光科等 10 余个专科，也可以看到近视矫正和手术治疗相关的大量论文，但却找不到关于如何预防近视的专题。从这也可以看出，在以往的眼科学科发展中，近视防控并没有光学矫正和手术治疗那么受重视，医生们相应投入研究和学习的精力也比较少，这是造成现在医生们观点不一的原因之一。

我们还注意到，相比于其他眼科专科，儿童近视这个领域的分歧尤其多，观点众多、传言四起也许是家长们普遍的感受，而这种局面的形成，与医学发展本身的特点——谨慎而保守，也有很大的关系。

现代医学的基石是循证医学，循证医学的定义是：慎重、明确和明智地应用当前所能获得的临床证据为每个患者制定诊疗方案。可是，个人的经验、个案的病例、大样本的临床研究，这些都是证据，到底该信哪个呢？为解决这个问题，现代医学创造了一种为医学证据分级的方法学，以制定不同的临床推荐等级。只有高等级的医学证据，才能进入全国性的专家共识或者临床指南，例如，得了白内障失明应该做手术，这是写在临床指南中的，已经盖棺论定，就不会存在观点不同的现象。

现行循证医学的证据类型和分级如下：

证据分级（1 级最高，5 级最低）：

1 级证据：质量可靠的随机对照试验后所做的系统评价或 Meta 分析。

2 级证据：单个的样本量足够的随机对照试验结果。

3 级证据：设有对照组但未用随机方法分组的研究。

4 级证据：无对照的系列病例观察，其可靠性较上述两种降低。

5 级证据：专家意见，个人经验和观点。

　　近年来，近视防控领域的基础研究发展迅猛，五年一小变，十年一大变，很多之前写在教科书上的理论被新的试验结果推翻。与此同时，随着基础研究和理论研究的发展，也出现了种类繁多的近视防控手段，有的方法仅有理论依据就进行了商业转化，过度宣传甚至虚假宣传层出不穷。要把这些方法筛选、锤炼、归纳、重复，最终总结成为可量化的、可复制的标准医学方法，并经由严格的随机对照试验验证，得到高等级的证据，然后形成官方指南，再普及到每个医生的知识库中，这是一个漫长、严谨、保守的过程。例如，用散瞳药来防控近视，在《青少年近视简易疗法》（日本学校性近视防治研究所编，人民卫生出版社，1983 年版）这本书中就能见到相关描述，但直到近 40 年后，在各种浓度的阿托品已经广泛使用的今天，这种方法仍然没有被写进临床指南，可见严谨的程度。在《眼科学》教材中，几乎没有关于近视防控的内容，原因就是很多方法还没有获得足够强的循证医学证据，不足以写入教材。当然未来会有一些方法逐渐被教材和指南认可，只是需要漫长的验证过程，在此之前，医生们口径不一，就可以理解了。但孩子近视防控的黄金期，只有 6~12 岁这短短的几年，家长等不及动辄以十年为单位的医学发展，难免会心急、焦虑，但"病急乱投医"就要不得了。我们应当实事求是，以循证医学为指引，理清头绪，找准方向，这样不仅不会花冤枉钱，还不会耽误孩子矫正近视的最佳时机。

小贴士

> 医学是保守、谨慎的科学，近年来近视防控相关知识更新较快，进入到教材之中还需要经历相对漫长的过程。眼科医生曾经学习的教材中，可能并没有近视预防的相关内容，这也是医生们观点不一的原因之一。

11 什么是近视？

眼睛像是一台照相机，看远处的物体时，如果光线刚好聚焦在"底片"——视网膜上，成像会非常清晰，这个状态我们叫"正视"。如果眼轴比较长或者"镜头组"——角膜和晶状体屈光力过强，导致成像点跑到视网膜前，就叫"近视"，相对应的这种离焦状态就叫"近视离焦"（见图2-1）；相反，成像点在视网膜后，就叫"远视"，相对应的离焦状态就叫"远视离焦"。

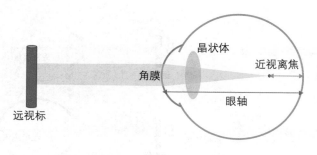

图 2-1　近视状态示意图

从眼球结构上来说，屈光度由三要素决定，分别是眼轴、角膜和晶状体。

　　眼轴是指最前面的角膜到最后面的视网膜之间的距离，其实就是眼睛的焦距。当眼轴变长时，成像点就相对在视网膜前面了，近视度会随眼轴增长而加深。

　　角膜屈光度的参数叫作角膜曲率，人群平均角膜曲率是 43D，就是俗称的 4300 度，有的孩子曲率 46D，那就是先天上比别人多了 300 度，很容易会发生近视，角膜形态在 3 岁之后就基本稳定了，很少发生明显的改变。

　　晶状体是负责调焦的器官，它变薄时，成像点会后移，变凸时会前移，眼睛看不同的距离时，成像点位置会改变，眼睛就是依赖晶状体动态的调整，才能始终看得清晰。但晶状体变薄存在一定的限度，当它达到最薄时，成像点还是在视网膜前面，那就没办法达到清晰了，这就是近视，我们只能依赖近视镜（凹透镜）才能让成像点继续后移，看清物体。晶状体变凸，把成像点往前拉的能力很强，可以达到 15D，所以眼睛有轻度远视的时候，视力往往非常好，此时晶状体会始终保持一定的生理性紧张，轻度变凸，所以远视的孩子用电脑验光是很难查准的。

　　角膜曲率大（见图 2-2-B）、晶状体厚（见图 2-2-C）、眼轴长（见图 2-2-D），都可以导致近视的发生。其中，角膜曲率过大和晶状体过厚（球形晶体等疾病）引发的近视属于先天性因素，眼轴是后天可以控制的因素。

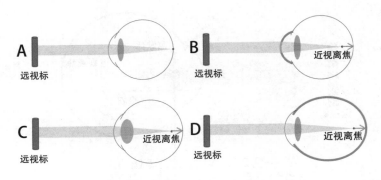

图 2-2　近视原因示意图

小贴士

近视，就是因为角膜曲率过大、晶状体屈光度过高或者眼轴过长，导致看远时成像点位于视网膜前，从而看东西模糊不清的一种状态。

12 近视究竟是怎么造成的？

造成近视的原因非常复杂，目前医学上也没有研究得很透彻。不过，从统计学的角度来看，有几方面的原因得到了大家的公认。除了角膜曲率大这种先天性因素外，遗传方面的因素也是很常见的，比如，孩子的爷爷奶奶、外公外婆、爸爸妈妈是高度近视，眼轴长，这种基因有向下一代传递的可能性。当然，这并不是说孩子生来就有近视问题，而是在日后学习、生活的过程中，近视的风险会比其他孩子高一些。

眼睛缺乏营养，尤其是光营养，也会导致近视。每个孩子的身体素质情况、体育活动的多少、全身营养的好坏等都会影响到眼睛局部的营养，进而会对近视发展产生影响。比如，有的孩子很少有时间去户外活动，接受阳光的照射，体育锻炼也很少，这就有可能会使眼轴出现异常增长，甚至比成年人的眼轴还要长，那也会让孩子成为近视的高危人群。

再有就是"看"出来的近视，各种长时间、近距离的用眼场景，如长时间看书、玩手机、玩平板电脑、玩乐高玩具，学习琴、棋、书、画之类的才艺，都是近视发展的危险性因素。近距离用眼过度，使得睫状肌持续收缩痉挛，晶状体厚度增加，慢慢地就会出现调节痉挛（假性近视），看远处会变得模糊。除此之外，还会启动眼轴增长的机制，最终发展为不可逆转的真性近视。

　　所以，我们必须采取措施及时干预，才能避免近视进一步发展。尽管先天性因素和遗传因素是我们无法改变的，但用眼方式和用眼环境等因素却是能够控制的，对此家长不能忽视。如果家长只图自己清净，经常放纵孩子抱着平板电脑，近距离看动画片、玩游戏；如果家长为了让孩子"成才"，给孩子施加太多压力，让孩子不得不长时间读书写字，但没有给孩子提供合理的护眼手段，那都是对孩子视力的不负责任。

小贴士

　　导致近视的原因众多，遗传等先天性因素目前尚无有效的干预手段，光营养不足和近距离用眼过度等后天性因素更加值得关注。

13　近视防控的最佳时机

　　现代生活中，近距离用眼的场景太多，想保持孩子一生不近视，的确很困难，即使只把目标设定为成年后保持低度近视，对一些孩子来说，也存在挑战，需要家长和孩子把近视防控的理念贯穿在 18 岁以前的整个成长周期。在这漫长的发育期内，近视防控的工作也不是需要均匀发力的，其中值得家长们关注的重点时机，就是小学期间（6~12 岁），我们称之为近视防控的黄金时期。

　　为什么这个阶段尤为关键呢？这是因为幼年阶段眼睛最软，眼睛的外壳——巩膜弹性十足，可塑性强。它就像一棵小树苗，非常敏感，很容易受到外界因素的引导。当近视的危险因素发生时，例如过量近距离用眼，眼球就很容易近视；同样，面对保护性因素，例如凝视望远时，产生的保护性反应也很强。也就是说，同样的近视防控方法在孩子年幼时发挥的作用更大，等到孩子 12 岁以后，发育期接近尾声，这些方法产生的收益就没有儿童期那么大了。等到成年后，眼球变得很硬，眼压就压不动巩膜了，所以大部分人近视度就不增加了。至于6岁以前，孩子时间比较充裕，户外活动比较多，没有太大的学习压力，近距离用眼比较少，而且还有远视储备可待消耗，总体近视风险不大，一般跟随幼儿园统一的安排，做好定期检测即可。

由此可见，在孩子小学期间，对近视防控投入资源是很值得的，孩子每推迟一年近视，成年后的度数就能少150度。而且小学期间，孩子课业还不算特别紧张，可以做到多户外活动，少用电子产品，也相对有时间和精力来进行一些花费时间的近视防控工作，如雾视训练、调节力训练等。等到孩子上了初中，课业逐渐繁重，在学习和护眼之间就会很难取舍，而且很多学习任务也必须使用电脑或者平板电脑来完成，那时再去强调少用眼，对很多家庭而言只能成为一句空谈。

因此我们强调，近视防控要趁早，家长应该在孩子小学期间，多花些心思，学习完整的近视防控理论，给孩子提供良好的护眼环境，帮助孩子建立好的用眼习惯，重视孩子屈光档案的建立，把功夫使在孩子还没近视前面。别等孩子已经近视了才后悔，到时候不但要在护眼和学习之间纠结，还要投入更多的经济、时间和精力，得不偿失。

小贴士

> 6~12岁的儿童，眼球软，胶原丰富，可塑性强，近视的防护可以获得事半功倍的效果，是近视防控的黄金时期。

14 视力和近视度是一一对应的吗？

"我家孩子测视力是 4.8，可是近视度数却是 200 度，这正常吗？难道是验光验错了？"

"我家孩子视力是 4.6，大概近视多少度呢？"

"这个四点几、五点几到底是什么意思啊？它们都代表多少度的视力啊？"

……

很多家长会拿视力来评价孩子眼睛的近视程度，很多眼科医生都被问到过类似的问题。其实这是一个认识上的误区，视力和近视度是两个不同的概念，它们之间不是一一对应的。

视力又称视觉分辨力，是眼睛能够分辨的外界两个物点间最小距离的能力，它会受到很多因素的影响。比如眼睛发炎，出现了沙眼、红眼，就会导致视力下降，同样，眼睛受到外伤，我们也会看不清东西；再如出现了晶体混浊、玻璃体混浊、视网膜病和其他疾病，也会导致视力不同程度的下降，严重的时候还会致盲。而近视只是引起视力下降的原因之一。

我们会用视力表去检测视力，常用的 E 字视力表分为黑、白、黑、白、黑五个变化。我们如果要想分辨出这个 E 字的朝向，需要在我们的感光细胞（视锥细胞）上，分别都有三个细胞对应黑白黑这个小单元，一个细胞对应黑，一个细胞对应白，一个细胞对应黑，这时候大脑就会知道这个地方的区别，也就分辨出了它的朝向（见图 2-3）。

视锥细胞分辨物体的能力就是视力。至于 1.0（或者 5.0），这是我们最熟悉的数字，其实完全是一个人为的约定。我们人为约定 1.0 的视力，就是分辨视角为一分（'），即 60 秒（"）。当分辨视角是一分的时候，我们定义视力为 1.0。以此类推，1.2 的视力分辨视角就是 50"，1.5 为 40"，2.0 为 30"，2.5 为 24"。这都是一些人为的规定，参考视锥细胞的密度，2.5 为人眼视力的理论极限值。

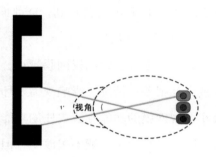

图 2-3　视角与视力示意图

　　近视影响的只是聚焦方面的能力。我们拿照相机举例，要想获得清晰的照片，除了精准调焦以外，还有 3 种方法：①缩小光圈，增加景深；②增加 CCD 分辨率：把 200 万像素的 CCD 增强为 4000 万，成像自然会更清晰；③增强 CPU：经过 CPU 超强的算法处理（AI），模糊的老照片也可以呈现出很清晰的图像（见图 2-4）。

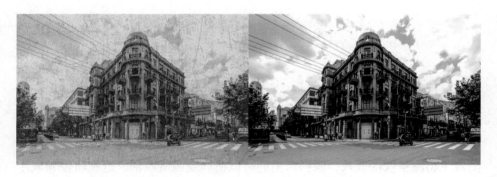

图 2-4　AI 改变成像清晰度示意图

眼睛存在屈光不正，看物体时就不能准确地聚焦在视网膜上，也就会出现近视、远视、散光、老花眼等各种各样的视力问题，需要用眼镜来补充和矫正屈光度。眼镜的屈光度 Φ 与它的焦距 f 成反比，公式是 $\Phi=1/f$。举个例子：平行光线通过眼镜，在 0.5m 处聚焦，那这个眼镜的屈光度就是 $1/0.5=2D$，我们俗称 200 度。通常我们会看到，D 前面有"−"号，表示近视度数；有"+"号，则表示远视度数。

很显然，屈光度数越高，成像点距离视网膜越远，裸眼视力就越低。也有屈光度数不高，但视力却很差的情况。影响视力好坏的不只屈光度这一个因素，还有瞳孔的大小、视网膜的功能和视皮质的功能，而近视度不变也不代表视力就不能提升。瞳孔在临床中一般不去改变，但后两个因素，是有办法提升的，在后续章节将会做细致的讲解。

当孩子出现了近视问题，家长们不必灰心和焦虑，应当及时采用合理的干预手段，慢慢积累成果，就有可能让孩子摆脱眼镜，快乐成长。

小贴士

视力与近视并非完全对应，视力提升并不代表近视一定好转。

15 眼轴是最重要的监测指标

以往评价孩子近视情况时，大家只知道关注视力和验光结果，但视力和验光存在很多干扰因素，导致准确性不够，甚至可以人为操纵检查结果，这也使得很多谣言得以盛行，很多不良商家据此反复地"割韭菜"。近两年，随着生物测量仪的普及，眼科医生们可以精确地测量眼轴，近视防控领域才获得了更加科学的评测指标。医生们终于可以对各种防控手段去伪存真，定量评价。

那么，什么是眼轴呢？来看看我们的眼球，它是一个近似球体，眼睛的前后径，即从前面的角膜到眼底的视网膜的距离，就是眼轴。其实，我们通常测量出来的是"光学眼轴"，是与屈光度直接相关的眼轴（见图 2-5）；还有一个眼轴概念是"解剖眼轴"，指的是从角膜前端到巩膜后壁的距离，是更加真实的眼轴。

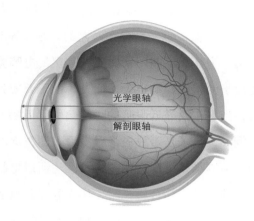

光学眼轴

解剖眼轴

图 2-5　眼轴示意图

眼轴测量是客观的检查，不需要散瞳，是完全无创的，大概 20 秒即可完成，孩子 3 岁时就可以配合检查。眼轴跟晶状体没有关联，受孩子的状态影响小，角膜塑形镜对眼轴的影响也很小，而且眼轴检查的误差很小，一般来说，同一台设备可能前后几次测量误差小于 0.03mm，不同的设备之间可能误差会大一点，一般也只有 0.1mm。眼轴测量的精度很高，0.01mm 的眼轴对应大概 2.5 度，也就是说眼轴的灵敏度是 2.5 度，相对于验光的精度是 25 度，精度相差 10 倍。

对个体而言，眼轴和近视度是可以一一对应的，短期内眼轴迅速增长，晶状体来不及代偿，近视度的增长就是必然的。

眼轴是评价防控效果唯一负责任的指标。家长可以借助一些软件，建立电子视力档案，可以定期上传眼轴数据记录，描绘眼轴曲线，这样我们就可以准确地描述孩子近视的变化情况。近视防控行业的从业人员，其实有义务和责任提醒家长定期测量眼轴。眼轴增长得快，就说明防控效果不好；眼轴增长得慢，或是不增长甚至缩短，就说明防控效果很好。

很多家长会问，为什么不能根据验光和视力来判断孩子近视进展情况呢？比如有家长发来几张电脑验光单，说：孩子三个月前有 0.6 的视力、150度的近视，怎么过了三个月就变成 200 度近视，增长这么快，该怎么办？

这时候医生会告诉家长，验光是存在误差的。很多家长不理解：都是同一台设备查的验光单，为什么不能用来对比？其实，电脑验光看起来是一种客观检查，但它受孩子的状态影响很大。检查时孩子要凑到验光设备前，而人眼有种生理反射，当有东西靠近眼睛的时候会引起近物调节，导致每次孩子的状态都不同，例如，孩子是否放松，看没看机器里面的视标，是不是正确地按照指引来做，检测结果可能会相差几百度。所以电脑验光在临床中的用处，其实只是验光师在进行综合验光时，作为验光起点的参考，节省一些时间而已。拿验光结果前后比较的话，验光师参与的综合验光的比较价值要更高一些，但即使是综合验光也受一些因素影响，比如验光师的经验丰不丰富，操作细不细致、认不认真等。开放式验光仪相对而言更加客观一些，具备比电脑验光更高的参考价值，但开放式验光仪还有待普及，目前还无法作为标准检测方法。

至于视力为什么不能作为近视防控的一个指标，是因为影响裸眼视力的因素很多，除了孩子的专注度、环境亮度，正在接受的一些眼部治疗，如按摩、眼周（穴位）微刺激、脑电刺激、视功能训练、角膜塑形镜（又称 OK 镜）、缩小瞳孔等，这些因素都可以提高孩子的裸眼视力，因此同样都是 100 度，有的孩子视力可能是 1.0，有的孩子可能就是 0.6，所以不能单纯拿裸眼视力作为眼睛近视是不是真的好转或者恶化的一个指标，尤其是正在进行上面这些治疗的孩子，裸眼视力跟近视的对应关系已经失真了。

虽然一些眼部治疗，通过短期刺激能提高视力，但效果不一定持久，也不一定能够控制眼轴。就是说，孩子有可能视力在提高，但是眼轴却还在增长。有些刺激方法，像按摩穴位等，的确可以提高视力，达到类似戴镜的效果。不过眼镜至少还有个度数，原来戴 100 度眼镜视力能到 1.0~1.2，现在得戴 150 度才能看清，这就是一个近视发展的信号。因为按摩等方法可以维持较好的视力，视力也就失去了警示的作用。

孩子视力一天天见好，近视却有可能在隐匿地增长，这种看似矛盾的事情，实际上经常发生，如果你不去监测眼轴的话，就发现不了。可能咱们通过按摩、眼周（穴位）微刺激、脑电刺激、视功能训练等方法提高视力，头一年或者更长时间效果还挺好，突然有一天发现孩子看不清楚了，一测发现近视已经两三百度了。这就是因为这些方法是有极限的，它并不能够把所有的孩子视力都长期维持在 1.0，超过极限的时候就掩盖不住了。

而眼轴则不同，它与近视度几乎一一对应，无法作假，精度高，灵敏度高，是完美的近视检测指标。

所以不管在医院还是近视防控机构，不管是给孩子配眼镜或者戴角膜塑形镜，还是用按摩、微刺激、雾视、视功能训练等方法提高孩子的视力，我们都有义务提醒家长定期测量眼轴。孩子 3 岁就可以进行第一次基线测量，在近视发展的进展期，应该每三个月到半年检查一次眼轴，以眼轴的增速作为评价过去近视防控效果的核心指标，而不是光看孩子的视力。我们要避免孩子视力在提升而近视却在隐匿地快速增长的情况。如果医生不给孩子测量眼轴，甚至隐瞒眼轴迅速增长的事实，单凭孩子视力有进步，或者电脑验光单上的近视度回退了，就告诉家长防控效果很好，这是一种不负责任的行为。

小贴士

> 成年后的眼健康，如眼底疾病发生的风险，主要由眼轴决定。眼轴是近视防控最重要的指标，家长不要仅关注视力，要更关注眼轴。

16 建立电子视力档案 👁

了解了眼轴、曲率等跟近视密切相关的指标之后，很多家长意识到，保护孩子的眼睛绝不仅仅是查个视力那么简单。这么多指标如何管理呢？这时候我们就要借助屈光档案了，屈光档案是一个非常重要的工具，它能够帮助家长提前发现孩子的近视倾向。

在前面我们谈到，孩子真正近视之前会有一个比较长的时期，可能有一两年，也可能有两三年，这段时间被称为"远视储备丢失"或"远视储备降低"的阶段。国家最新的标准中，已经把 12 岁以下，远视储备小于 75 度定义为低度近视的范畴。

虽然远视储备不足已经被定义为低度近视，但这个阶段孩子没有任何不良感受，很容易被家长忽视，因为按照传统观念，大家往往只关注孩子的视力状态，并没有"居安思危"的意识。比如有的家长就会说："我们很重视孩子的眼睛，专门买了个视力表挂在墙上，孩子能看到 1.0，这不就挺好的吗？"

的确，孩子在五六岁、六七岁的时候，一般情况下视力应该是 1.0，但不应该是完全正视，而是会有一点轻度的远视，这才是正常的状态。假如孩子 6 岁上小学的时候就已经没有远视了，虽然视力还是 1.0，但相对于正常有 200 度远视储备的孩子来说，他相当于有了 200 度近视。因为孩子眼球在生长，眼轴也在增长，很快，近视问题就要找上门了。

想要防范这种情况，我们就可以让屈光档案来帮忙，它的价值就是帮我们和同龄的完全正常的孩子做对比，使我们能够尽早发现孩子是否有近视倾向，是一个很好的预警机制。

完整的屈光档案包含了身高、体重、视力、验光（见图 2-6）、眼压和眼球生物测量（见图 2-7）等一系列检查数据，其中眼球生物测量检查包含了眼轴（AL）、角膜曲率（K）、晶状体厚度（LT）、前房深度（ACD）等重要数据。现在很多城市都已经有国家的干预，让学校和老师参与屈光档案的建立工作，但大家也能想象到，大范围的检查很难做到非常详细，家长可以关注一下孩子的体检结果，如果没有眼轴和曲率这些关键数据，还是建议自己带孩子到医院进行检查。

图 2-6　散瞳验光报告单

图 2-7　眼轴、曲率报告单

3 岁起就可以开始给孩子建立屈光档案，这是为了筛查大散光和早发性近视、远视、弱视等疾病。如果一切正常，等孩子 6 岁上小学后，开始定期的眼轴测量。建议每 3~6 个月测一次，这个测量频次既不会耽误近视的发现，也不至于给孩子增加太多负担。每次检查眼轴时，通常会一起检查验光、眼压、视力和角膜曲率。眼底检查不见得每次都要做，只有接受红光治疗的时候，我们才要求定期复查眼底。

定期复查所获得的数据，如眼轴和眼轴增速，可以帮助我们及时预警，还可以评价过去一段时间防控工作的效果如何，以便及时调整防控方案，也可以对未来的发展做出科学的预判。

随着科技的进步，现在的视力档案，早已不是厚厚的一沓病历，而是电子化了。可以根据孩子的年龄、眼轴和角膜曲率来估算孩子大概几岁会近视（近视到站时间），计算距离真的近视还有多少眼轴增长的空间（剩余眼轴），这是一个非常实用的功能，可以提前引起家长的重视，科学规划干预的时机。电子视力档案会基于大数据给孩子提供一些专业建议，还可以导出表格方便医生查看，非常方便，建议大家使用。

需要指出的是，此类计算无法把晶状体因素考虑在内，晶状体是眼睛重要的屈光组件，其厚薄、曲率都会影响屈光度，没有把它纳入计算肯定会带来误差。当前针对晶状体的测量手段还比较有限，缺乏被广泛认可的大数据，随着 Casia2 等先进设备的推广，晶状体逐渐受到关注，相信未来也会精确地纳入计算。好在对大多数儿童来说，晶状体的个体差异并不大，所以临床利用眼轴和曲率计算屈光度也还是比较准确的。反过来，当我们发现根据眼轴和曲率计算出来的结果与孩子的实际验光表现相差很大时，我们会怀疑存在晶状体相关的问题，例如调节痉挛、球形晶体、锥形晶体等疾病。

除了上述常规的屈光档案项目，对于正在使用红光治疗的孩子，医生还会建议检查眼底，常规的检查项目有眼底照相（见图 2-8）和光学相干断层扫描（OCT）（见图 2-9），在红光治疗过程中，如果孩子发生眼前异常光斑等不良反应，

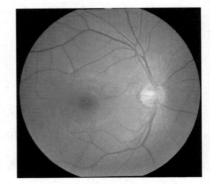

图 2-8 眼底照相报告单

还需要检查多焦视网膜电图（MERG）（见图 2-10）或者微视野（见图 2-11）。

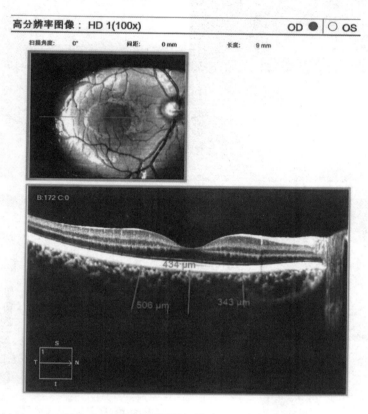

图 2-9　光学相干断层扫描（OCT）报告单

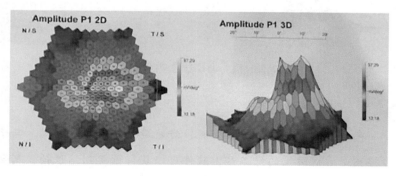

图 2-10　多焦视网膜电图（MERG）报告单

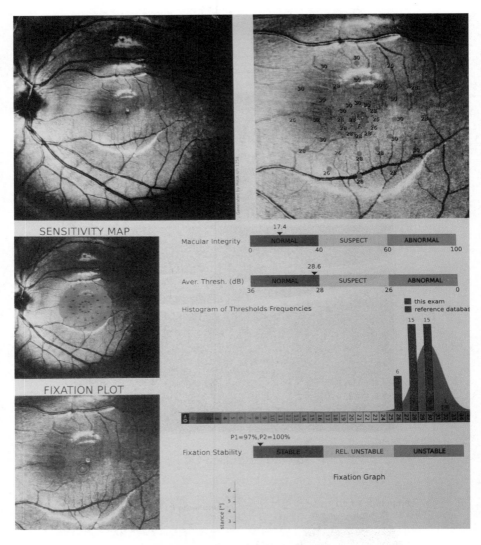

图 2-11 微视野检查报告单

小贴士

在适宜的时机提前防控，能较好地避免孩子发生近视。电子视力档案是近视防控的好工具，软件可以获得近视到站眼轴、剩余眼轴等关键数据，无需散瞳即可获得准确的预警信号。

17　评价防控效果的标准

　　建立近视屈光档案，不仅可以提前发现孩子的近视倾向，还能监测、评估近视防控的效果。因为近视防控并没有"放之四海而皆准"的好办法，每一种方法都有效果好的人群，也有无效的人群，所以只有长期进行效果监测，才能知道这种方法是不是适合自己的孩子，也才能及时调整策略，指导近视攻防战下一阶段的"新打法"。

　　这种监测最应当关注的重点就是眼轴，特别是在孩子近视的进展期，我们可以根据每 3 个月的眼轴增速，决定是否要调整防控方案。

　　控制效果好不好，有相对和绝对两个概念。相对就是跟自己之前比，绝对就是跟正常孩子比。例如，有的孩子使用红光治疗前，眼轴月均增长 0.04mm，使用后增长 0.02mm，这就是相对效果好。有的孩子使用后实现了零增长甚至眼轴缩短，这就是绝对效果好。

　　对于 8 岁及以上的孩子，眼轴增速小于每月 0.01mm，晶状体来得及代偿，是不会增加近视度数的，我们称之为生理性增长。眼轴每月增长 0.02mm，也算控制得不错。每年大概只会增加 25~50 度近视，我们可以继续坚持前期的防控方法。如果眼轴增速达到每月 0.04mm，那就算控制得不好了，这样一年会增加 100 度近视，我们就得赶紧调整策略、改变方法了，一切要以控制住孩子的眼轴为标准。对于年幼的孩子，因为生理性增长也相对较快，允许的眼轴增速可以适当放宽。

　　当然，裸眼视力也是家长特别关心的指标，在使用红光治疗、雾视、微刺激一类的方法进行近视防控时，通常我们期待裸眼视力的进步。如果裸眼视力下降，通常也是防控效果不佳的信号，可能需要采取一些新的干预措施，才能保护好孩子的视力。

　　在近视防控的过程中，有些家长会有这样的苦恼：为什么同样的方法，别人家的孩子近视防控效果总是要好一些，而自己家的效果却不明显呢？难道自己做的都是"无用功"吗？

其实，家长也不必盲目否定自己和孩子的努力，毕竟近视是由多种因素引起的，发病机制非常复杂，临床上虽然证实了一些近视防控手段是"有效的"，但这种有效针对的是大样本的统计结果，每个孩子的敏感度可能是不一样的。比如，很多研究表明，达到一定强度的红光治疗的有效率在90%以上，100个孩子中有90个孩子因为这种方法受益，近视得到了良好的控制，那我们就会称这种方法是"有效的"，可对于剩下的10个无效的孩子，的确就是不敏感，控制效果不佳，这种个体差异是存在的，但不代表这种方法没有价值。

造成"不适合"的原因也有很多，有时候无论我们怎么努力，孩子的近视增长速度还是会比其他孩子要快一些；还有的孩子用眼习惯不好，歪头写字，在相同的条件下，采用一样的防控措施，治疗效果却比不上别人，或者自己的两只眼睛效果都不一样；另外还有遗传因素的影响，如果爸爸妈妈都是近视患者，甚至是高度近视，孩子的治疗效果也可能受到一定的影响。

总之，孩子与孩子之间的个体差异很大，所以我们在评估近视防控的效果时，没有必要动不动就和"别人的孩子"进行横比。可以多进行纵比，将孩子这一阶段的防控效果和上一阶段进行对比，这样也能看出措施是不是真的有效，是不是需要调整。

小贴士

眼轴增速控制在每月 0.02mm 以内，可以认为防控效果达到及格线，近视度数增长很缓慢；控制在每月 0.01mm 以内，则认为达到优秀线，近视度数不增长甚至回退。

第三章

溯本清源

探究综合防控体系

　　近视防控的方法很多，有很多行之有效的方法，也有很多滥用概念和价格虚高的行为。需要全行业一起努力，讲究科学，注重循证医学证据，溯本清源，去粗取精，才能保护家长们不受虚假信息影响。

　　在本章里，我们将采用简单通俗的科普语言和一些相对浅显的逻辑讲解，把所有近视防控的手段给大家串讲一下，会有一些比喻和结论性的语言，适合一些想"抄作业"的家长。其中，我们会对一些防控方法的功效进行评分，这个分数就是对近视增速压制的百分数，例如，60 分意味着可以压制60% 的近视增速，原来每年增长 100 度，现在每年增长 40 度。如果读者对每种方法背后的原理感兴趣，可以在下一章中探寻相关的作用机制和循证医学证据。

　　我们都知道，眼睛是一个感光的器官。其实，光不仅仅是被眼睛感受这么简单，它还是眼睛发育的指挥棒。眼睛与光的关系，就像鱼和水、植物和阳光一样密不可分。光在两个方面指挥着眼睛的健康成长，一是光的质量，二是光的位置。优质的光线能够保证眼睛的生理健康，可以有效避免眼睛朝着近视的方向发展。

18 重视光的营养 👁

　　进入眼内光线的质量，会直接影响眼睛的近视走向。提高入眼光线的质量，给眼睛充足的光营养，是近视防控中非常重要的环节。所谓光线的质量，有两方面的因素：光线强度和光谱连续性。

　　质量最高的光线，就是阳光。阳光具有超高的光强，艳阳天户外照度可达 10 万~20 万勒克斯（lux）。除此以外，阳光的光谱连续性极佳，各色光谱含量接近（见图 3-1）。我们鼓励孩子多在户外接受阳光，这就是保护眼睛最佳的方法。

　　研究早已证实，单纯的"大户外"，也就是每天 4~6 小时以上的户外活动，能够获得明显的缩短眼轴、降低近视度数的效果，但要是只能保持"基础户外"，也就是每天只有 2 小时的户外活动，效果就会明显减弱。如果要做个评分的话，我们给"大户外"打 60~80 分，"基础户外"则约为 30 分。

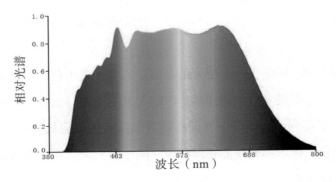

图 3-1　5000K 色温的太阳光谱示意图

　　阳光虽好，但在室内或者太阳落山的夜晚，我们还得接触大量的人造光源。以前很长一段时间，人们在选择室内灯光时，对光源的质量并没有那么在意，对照度和光谱连续性的要求很低，不利于眼睛的健康。室内光线的质量，也要尽量去接近阳光，随着技术发展，现在已经有很多家用的性价比高的优质人造光源可供选择。改造室内灯光，改善光谱和照度，为眼睛补充一些"光营养"，对降低近视的发生率是有帮助的。

家长们可以买个照度计自测一下自己家中的环境亮度，可能会发现，环境灯光照度可能都不到 250lux。我们建议使用 LED 光源时，每平方米应该达到 7W，而不是以往 3W/m²，虽然仍不及阳光，但也能产生一部分"光疗"的效果。

除了照度以外，光谱成分也是光营养的重点。现在 LED 灯光使用非常广泛，也是未来灯光的发展方向，但同是 LED 灯光，肉眼看起来没有什么区别，其光谱成分却可能有天壤之别。最初使用的比较多的是高蓝光 LED（见图 3-2 和图 3-3），这种灯光是不利于近视防控的，所以后来又发展出了全光谱 LED 灯光（见图 3-4），它能够部分模拟阳光，比传统灯光对眼睛更加有利[2]。2020 年，在上海、安徽和四川，有 3 所小学进行了全部教室全光谱灯光的改造。上海普陀区洵阳路小学的朱乃楣校长在上海两会上发言说道，经过全校智能灯光的改造，学生的近视增长率从前三年的 3.73% 下降到了 2020 年的 1.1%，效果喜人。其他两所试点学校也获得了类似的效果，这些小学的校长都建议"全国的幼儿园和小学全部实行全光谱的灯光改造"。

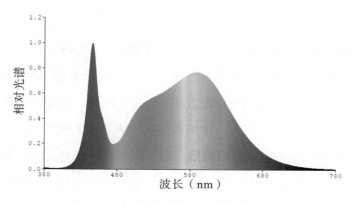

图 3-2　市售较差的 LED 灯光谱示意图

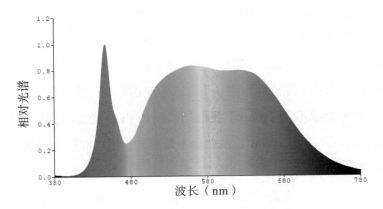

图 3-3　一般的护眼灯光谱示意图

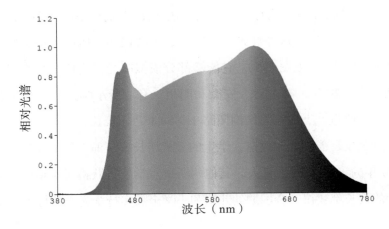

图 3-4　较好的护眼灯光谱示意图

　　阳光具备均衡的光谱分布，但其实每种光谱功能也许不同，例如在农业领域，特定光谱成分和照度的植物生长灯，可以帮助植物增产（见图 3-5），有趣的是，不同植物需要的光谱配方还不一样。同理，对近视也存在帮助最大的光谱成分，那就是深红光。中国科学院和清华大学张洪杰院士团队历经 8 年时间，对 100 只猕猴进行研究后，配比出一种深红光功能性光谱（见图 3-6）。在 2022 年发表的研究报告中证实，这种功能性光谱可以减缓眼轴增长 [3]，未来可能会成为家庭环境灯光的更优选择。

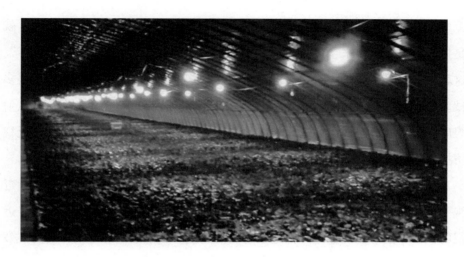

图 3-5 植物生长灯场景图

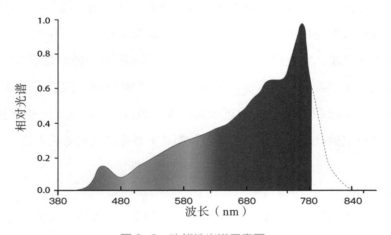

图 3-6 功能性光谱示意图

上面这些改善环境光质量的手段，包括吸顶灯和台灯，短期看起来作用微弱，但长期使用，作用不可忽视，我们可以给它的防控效能打 10 分。值得一提的是，改造环境灯光的方法并不占用孩子的时间资源，所以评分虽低，也应当努力争取。

具体改造标准为：全光谱，Ra>90，R9>90，吸顶灯 7W/m^2，台灯桌面照度 900~1500lux，色温 4000K 为宜，也可以白天 5000K，夜晚不超过 4000K。

除了依靠环境光来补充"光营养"，近年来还出现了更高效的方法，就是把深红光提炼出来，用激光的方式，短时间照射给孩子，补充"光营养"。这就是低水平红激光疗法，简称红光治疗，这种激光设备俗称哺光仪。很多试验证明，采用 630~670nm 的低水平红激光，每天 2 次，每次 3 分钟照射眼底，可以激活眼底细胞的线粒体功能，避免脉络膜薄变，产生显著的近视防控效能。

红光治疗控制眼轴的效能令人惊叹，甚至颠覆了以往眼科界关于真性近视不可恢复、眼轴不可缩短的认知，成了预防近视的重要方法。对于已经近视的孩子，也可以明显地降低近视进展的速度。当前医用红光治疗的防控效能打分是 70~90 分，之所以会有分数差异，是因为不同品牌的设备采用的激光功率和光斑形态不同，防控效能会有些差异。红光治疗设备的选择很有讲究，毕竟是长期使用激光照射眼睛，安全性是第一位的。近年来，红光治疗技术在快速进步，安全性有质的提升，这在后续章节会做细致的讲解。

总结一下，补充"光营养"包含三件事：户外活动、改造环境灯光（吸顶灯和台灯）、红光治疗。对有近视防控需求的孩子，不论是远视储备不足，还是已经近视的状态，补充"光营养"都是重要而基础的防控方法。

小贴士

阳光是最有"营养"的光线，充分的户外活动可以抑制近视发展。对室内灯光进行全光谱、高照度、低色温等改造，使其更接近于阳光，可以获得 10 分的近视防控加分。

19 改善光的位置 👁

眼睛是一个追光的器官，除了光的营养，光线聚焦的位置对眼睛来说是个非常重要的信号，直接影响近视的发展。如果光线正好汇聚在眼底感光层——视网膜上，眼睛就可以清晰地辨认物体。要是聚焦成像在视网膜后面，眼睛要去"追"这个点，眼轴就会变长；反之，聚焦成像在前面，眼睛也要去"追"这个点，眼轴相应地就会变短了（见图 3-7）。这个过程的机制是很复杂的，包含了脉络膜血供改变和睫状肌、眼外肌收缩带来的机械力影响，这些将在第四章进行细致的讲解。

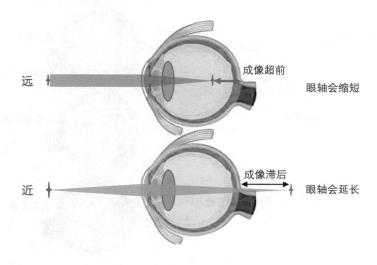

图 3-7　光线聚焦的位置示意图

　　我们要鼓励孩子多进行户外活动和凝视望远。自然用眼活动中，只有望远时才可以产生成像超前（见图 3-8），尤其是对于已经近视的孩子来说，望远就是在给近视防控加分。举一个极端的例子，如果孩子近视之后，离开城市，搬到大草原上牧羊，从此不看书学习、不玩手机，孩子的近视就不会继续发展，甚至能够得以恢复。

　　当注视的物体从远处向近处移动时，聚焦点会随之向后移动。例如，100 度的近视患者看远时，会有一定的成像超前，当视标移近，成像点随之向后移动，到 1m 以内时，成像点就在视网膜后面了，也就是发生了成像滞后——远视离焦（见图 3-9）。

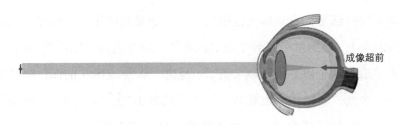

图 3-8　成像超前示意图

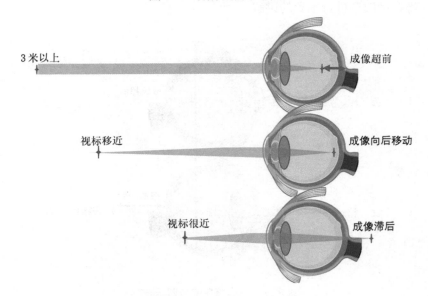

图 3-9　成像点随视物距离的靠近而后移示意图

　　眼睛会追光，看远处时成像点在前，眼轴就有缩短的趋势，这是可以为防控近视加分的；而在看近处时，成像就会后移到视网膜后面，眼轴就要延长，所以就成了"减分项"，如此加加减减得到的"总和"决定了眼轴最终增长的速度快慢。虽然在单位时间内这种变化量是非常微小的，可这点点滴滴的变化，经过长时间的累积，产生的总体效果就不可小觑了。

　　看到这里，可能有的读者已经想到近视防控的方法了。既然看近时会引起成像滞后，导致近视发展，那么，想办法让成像点向前移动，接近视网膜甚至超前，不就变减分为加分了吗？

的确是这样，很多光学近视防控手段都在努力改善光的位置，把成像点前移。总体上可以分成两类：减少成像滞后的量，减少扣分；创造成像超前，把远视离焦变为近视离焦，带来加分。

一、减少成像滞后

减少成像滞后可以减少近视发展中的刺激因素，减少扣分，但很难加分。

1. 保持合理的用眼距离

眼睛看近处时，成像点会后移到视网膜后面。用眼距离越近，成像滞后就越厉害。远视离焦的量越大，时间越长，对近视增长的刺激就越大。所以，尽量避免用眼距离过近，控制用眼时间，是近视防控中非常重要的环节，它能够产生的作用大概可以打 20 分。像家长们都很熟悉的"一拳一尺一寸"原则就属于这一类方法，让孩子保持良好的坐姿，控制电子产品的使用，可以尽量减少成像滞后的量，少扣一点分。但是在实际生活中，孩子们学习、娱乐等近距离用眼的时间恐怕很难减下来多少，所以控制好距离虽然能够减少"失分"，但还不足以单独承担近视防控的重任。

2. 改善调节力

调节力指的是晶状体屈光力改变的能力，调节力分为正向和负向。正向调节力是指晶状体变凸的能力，负责看近处时把滞后的成像点拉向视网膜，减少成像滞后的量；负向调节力是指晶状体变平的能力，负责看远处时把超前的成像点拉向视网膜，让眼睛看得更加清楚（见图 3-10）。

调节力差的孩子，看近处时成像滞后更严重，扣分更多，近视发展得就比较快。对于这些孩子，训练正向调节力可以减少扣分。因为调节力训练一般是正、负双向训练，负向调节力的改善可以提升孩子的远视力，一举两得。

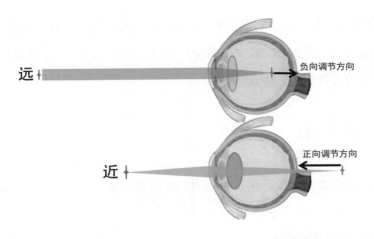

图 3-10　正向调节和负向调节示意图

调节力训练需要孩子主动的配合，要努力地去看清视标，才能发挥训练的作用。通常建议先从手动翻转拍开始，头 20 天坚持每天 1 组，让孩子理解训练的内容，调节力改善之后，可以每周 2 组进行维持。需要注意的是，正向调节的训练不宜过量。

手动翻转拍训练比较枯燥，还可以使用自动翻转拍，或者 VR（虚拟现实）类的训练装置，进行长期训练。VR 训练内容相对有趣，孩子更容易配合。但 VR 设备通常对孩子来说有些沉重，长期使用体验并不好，所以选择 VR 训练设备时，要重点关注尺寸，不要买头部很大的设备，很容易放在家中吃灰。随着技术的进步，已经有非常小巧的 VR 训练仪，可以帮助孩子比较轻松地完成调节力训练。

训练调节力，可以在近距离用眼时减少失分。但是晶状体有一点惰性，它会把成像点往前拉，拉到勉强能看清时就会停下来，再强的调节力也不能把成像点拉到视网膜前（除了集合不足导致调节超前等少数情况），所以它通常无法带来加分。我们给调节力训练方法的效能评分是 30 分。

3. 低度数凸透镜

低度数凸透镜又名读写镜，是专门用于近距离阅读的眼镜。它还有很多名字，如回归镜、减负镜等，其实都是同一类产品。

看近处时，眼睛需要借助正向调节力把成像点往前拉，以减少成像滞后。如果调节力不够，就可以戴一个低度数的正镜（凸透镜）来帮忙，这样节省一点调节力，不需要花那么多"力气"了。读写镜就属于这种眼镜，适用于调节力较差的孩子，减少近距离用眼时的成像滞后。

戴 +3D 以下的凸透镜，可以减少成像滞后的量，但无法逆转形成成像超前。与增强调节力原理类似，它能够减少"失分"，但很难带来"加分"。而戴 +3D 以上的凸透镜，孩子体验差，很难推广。综合评估的话，我们可以给读写镜打 30 分。

低度数凸透镜作为一种近视防控手段，曾经在国内流行过一段时间，但后来眼科医生们发现，它的验配并不简单，需要充分考虑孩子的个性化因素。如果全部使用公版的读写镜，可能会带来调节集合反射失调、外斜视等风险，其验配注意事项和优缺点在第四章会进行详细讲解。

值得注意的是，调节力训练和读写镜等防控手段，对调节力存在异常的孩子有较大作用，但该领域存在大量的过度宣传，家长们需要警惕。

小贴士

> 端正坐姿，控制阅读距离，改善调节力，佩戴读写镜看近处，可以减少近距离阅读时的近视刺激，减缓近视的发展。

二、创造成像超前

减少成像滞后的方法只能用于减少失分，如果能够在看近处时，通过光学手段，人为制造成像超前，那就可以带来保护性作用，获得一定程度的"加分",是更加强力的手段。

1. 雾视训练

雾视是一个验光术语,特指使用相对正镜,又叫雾视镜,人为地把成像点前移到视网膜前的一种模糊状态。给予一段时间的雾视,可以放松晶状体,避免过矫,还可以增厚脉络膜,产生保护作用。

最简单的雾视训练就是戴上合适度数的雾视镜,盯着远处的一个目标,如 3m 以外的电视、字卡和远处的小鸟、电线杆、树叶、塔尖、楼顶等,进行凝视,努力辨认细节。因为望远处时双眼的视线是平行的,雾视镜只需要考虑球镜度数即可,不需要加棱镜。低度近视的眼睛裸眼进行凝视望远时,就相当于戴了雾视镜。

远雾视训练虽然简单有效,但无法融入生活和学习的用眼场景当中(书拿远了就看不清了),需要额外花费时间。图 3-11 显示了一种远雾视训练过程,对孩子来说很是无聊,很难坚持下去。没有长时间的坚持,这种治疗的效果就会大打折扣。

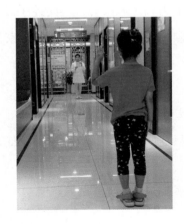

图 3-11 远雾视训练场景图

当我们把雾视镜的度数提高,超过阅读距离所需的度数时,就可以在近距离阅读时创造成像超前了，这就叫作近雾视疗法。近雾视疗法因为孩子体验不佳，临床上较少推广。

小贴士

戴合适度数的雾视镜进行凝视望远，是最基本的雾视治疗。

2. 周边近视离焦

前文讲过，成像超前可以带来加分，中央超前的确比较困难，而只在周边产生成像超前并不难做到，这就是周边近视离焦的光学矫正方法（见图3-12），这也可以带来加分，而且不影响中心的视觉体验。

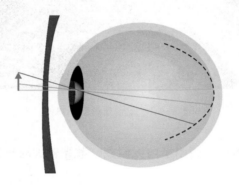

图 3-12　周边视野近视离焦示意图

周边近视离焦有隐形眼镜或者框架镜两种选择。隐形眼镜又分为晚上戴的角膜塑形镜（又称 OK 镜）或者白天戴的离焦 RGP 和离焦软镜，都是采用同样的原理。

OK 镜夜间佩戴，利用睡眠时间，对角膜前表面进行重塑，改善视力的同时产生周边近视离焦作用（见图3-13），有55分的防控效能，是孩子近视之后很好的选择。角膜塑形镜把眼睛的形态重塑了，眼睛不管转向哪里，光学质量都是很好的。这作为为数不多的能让近视的孩子白天摆脱戴镜烦恼的方法，受到孩子们的欢迎。我国每年验配数百万片 OK 镜，甚至在很多医院里，OK 镜是唯一的防控手段。不过，OK 镜通常只用于近视大于等于 100 度的孩子，不能用于近视的预防。价格较高，也是限制 OK 镜发展的因素之一。

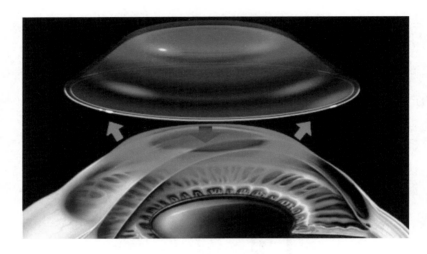

图 3-13　角膜塑形镜示意图

离焦 RGP 和离焦软镜用于白天佩戴，散光较大时可以选择 RGP，散光不大时可以佩戴离焦软镜。离焦软镜的优点是可以日抛，不需要角膜塑形镜那么精心的护理，防控效能约为 45 分。

周边近视离焦框架镜学名叫作多区正向光学离焦近视防控镜（DIMS），又称功能镜，其中心视野（通常是 20°）是普通的单光镜，确保足够好的视觉体验，但在 20° 以外的周边视野加了一些微型凸透镜，用于制造周边的近视离焦效果（见图 3-14）。近视离焦框架镜的防控效能评分比 OK 镜稍差，在 30~40 分的水平。

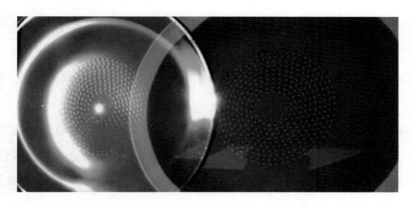

图 3-14　周边近视离焦镜示意图

对于已经近视的孩子，医生会鼓励佩戴周边近视离焦镜；对于还未近视的孩子，可以选择佩戴平光的周边离焦框架镜，产生中心正视、周边成像超前的状态，从而发挥一定的近视预防作用。虽然从效能上讲，仅周边离焦不如"中心＋周边"都有离焦效果的雾视镜，但从佩戴体验和使用场景上讲，前者更优，孩子几乎无感，除了瞳距和瞳高，不需要考虑其他的参数，验配更加容易。这种眼镜可以放在家里，孩子看电视、写作业、使用远像装置时均可使用。但要注意一点，我们近视防控的目标就是让孩子免受眼镜之苦，在还没有近视时就让孩子戴镜可能与其期望相悖，如果孩子抗拒，则不应强求。

小贴士

　　孩子近视后，建议佩戴周边近视离焦镜，可以选择角膜塑形镜、离焦软镜、RGP 等隐形眼镜，或者周边近视离焦框架镜。

3. 远像装置

眼镜类的手段是改变眼睛的光路来实现成像超前，还可以使用一些特殊的光学装置，对眼睛注视的物体进行光学加工，用虚像把近处的视标拉到远处，成像滞后自然就逆转为成像超前了。这种远像装置在把物体拉远的同时，还能保持视角不变，随距离延长同比例放大。例如，近处看一个字时，占据1度的视角，那么拉远后，仍然还得是1度的视角，这是普通的镜面无法实现的，需要利用自由曲面技术。

远像装置通过自由曲面技术形成拉远、放大的虚像，对眼睛来说很好，从瞳孔的大小、晶状体的调节和眼位等参数看，跟真正的望远体验是一致的，是减少近距离用眼刺激的好方法。在使用远像装置的基础上，还可以叠加远雾视训练，这时，我们就可以把学习、娱乐场景和保护眼睛结合起来，孩子容易长期坚持下去，是非常优秀的近视防控手段。远像装置与雾视治疗相结合，长期坚持下去，不仅可以使近视不发展，还能够拉伸晶状体，重塑巩膜形态，实现一定的治疗作用。

远像装置使用的自由曲面技术还可以分为同轴自由曲面和离轴自由曲面：同轴自由曲面没有变形，成像质量好，不容易产生疲劳感，孩子更容易接受，总体防控评分可达60分以上；离轴自由曲面相当于斜着照镜子，使用者需要调整好角度和位置，否则会有一定的变形，有些孩子会感觉不舒服而拒绝使用，总体防控评分可以打30分。从光路原理上看，同轴复杂一些，需要诸如偏振、半透半反的一些光路设计（见图3-15），离轴则简单很多（见图3-16）。

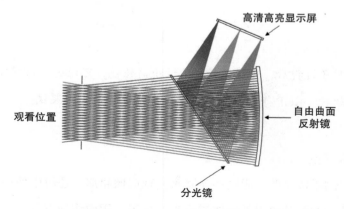

图 3-15　同轴自由曲面远像屏的光路原理图

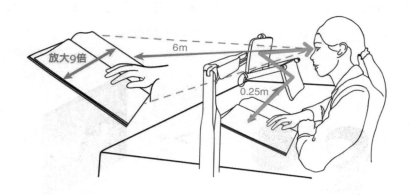

图 3-16　离轴自由曲面拉远镜的原理图

　　使用同轴自由曲面技术的远像装置更受孩子欢迎，这类装置有远距离读写器和电子远像屏两种。远距离读写器（见图 3-17）结构相对简单，下方空间有强照明，可以用于写作业和阅读纸质书籍，但因为光路上有较大损耗，看电子屏幕等自发光的设备会比较困难。

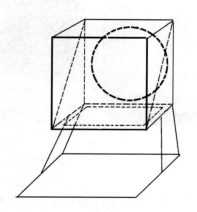

图 3-17　远距离读写器结构示意图

　　电子远像屏（见图 3-18）可以比较完美地衔接电子产品，能够让孩子获得使用电子屏幕的自由。此外，设备下方还有摄像头，可以用于纸质书籍的阅读和书写。因为观看远像屏时，晶状体处于调节放松状态，设备边框仍处于较近距离，所以一般需要采用超黑涂料涂黑边框（见图 3-19），以降低边框的空间对比度，减少周边成像滞后带来的近视刺激。

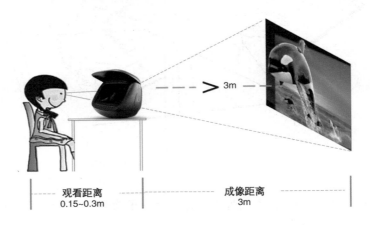

观看距离
0.15~0.3m

成像距离
3m

图 3-18　电子远像屏原理示意图

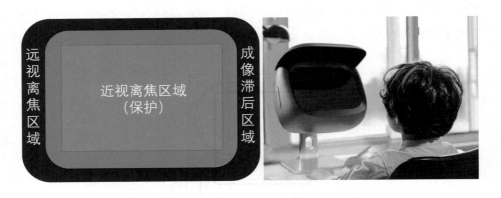

图 3-19　超黑边框示意图

　　远像装置可以从根本上解决孩子近距离用眼的需求和近视发展之间的矛盾，是近视综合防控体系中的"关键成员"，虽然它还无法解决孩子上学期间的用眼问题，但却能够比较好地满足孩子玩游戏、看视频、家庭阅读等需求，对孩子的帮助是很大的。它也是为数不多能够缓和亲子关系的护眼方法，在临床试验中，低度近视的孩子使用远像屏看动画片或者玩游戏 30 分钟，视力便可以提升一行。孩子参与的积极性也很高，离开的时候会恋恋不舍，很多以往得强拉着才肯来医院的孩子，做完试验还会问妈妈"我下次什么时候能再来医院检查"，令人忍俊不禁。期待随着技术进步，这些装置可以进入学校，成为孩子的"电子书包"，那时，孩子的近视问题将得到彻底解决。

远像装置不仅可以解决"近变远"的问题，对医生来说，它更是上佳的医疗平台。我们可以借助它解决很多临床面临的矛盾，实现以往无法实现的处方。

例如近视性弱视的孩子，以往的视功能训练都是借助电脑屏幕完成的，但大量的训练又会促进近视的发展，可因为弱视相对更加严重，而且我们必须抓住 6 岁之前这个黄金治疗时间，所以"两害相权取其轻"，我们只能优先治疗弱视。但像这样训练完毕，弱视得到治愈，近视却会出现增长，家长们也不得不接受这样的结果。有了远像装置后，这个矛盾就可以迎刃而解，因为近视的预防和弱视的治疗终于可以兼顾。

此外，远像装置的问世，使得远雾视治疗成了最轻松的治疗手段，孩子甚至会主动要求家长给他们进行这种治疗，因为他们终于获得了用眼自由，可以尽情地观看电子产品了—— 一边玩游戏、看视频、编程、看书，一边提升视力、保护眼睛。这种看似天方夜谭的场景，现在已经变为了现实。

小贴士

使用同轴自由曲面技术的远像装置，成像质量高，使用体验好，容易长期坚持，可以将孩子的近距离学习和娱乐融入到雾视治疗当中，一边用眼，一边护眼，阻止近视的发展。

20 4L 法综合防控 👁

我们先总体梳理一下前文提到的近视防控的各种方法。

户外活动	近视离焦镜
灯光改造	远像装置
控制用眼距离和时间	雾视治疗
凝视望远	调节力训练
红光治疗	读写镜

其中，户外活动、灯光改造、用眼距离控制以及凝视望远的习惯，属于行为防控手段，适用于所有儿童，其他的属于医学防控手段，有一定的适应证。从防控效能、时间投入、孩子的接受度、坚持难易度等角度综合评测，我们优选了三种医学方法，分别是红光治疗、成像超前和远像雾视，与灯光改造组成 4L 疗法，对尚未近视的孩子可以预防近视，对已经近视的孩子可以控制发展。

> 4L 疗法：
> （1）灯光改造——Light　　（2）红光治疗——Laser
> （3）成像超前——Lead　　　（4）远像雾视——Long

4L 法综合防控，即 Light（灯光改造）、Laser（红光治疗）、Lead（成像超前）和 Long（远像雾视）4 个首字母为 L 的方法的集合，是强效的近视防控方法。这几类防控手段互不冲突，互有加成，占用孩子时间少，可以融入孩子日常的活动，容易长期坚持，不给孩子增加额外的负担，价格相对合理，能给孩子的近视防控提供强力的盾牌。除了 OK 镜属于亡羊补牢，只能用于已经近视的孩子，其他的方法都可以用于近视的预防。在既往 4L 法综合防控的实践和临床观察中，可以实现近视的全防御——度数零增长甚至负增长，令人鼓舞。

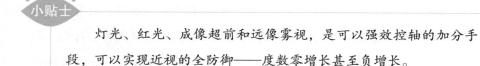

小贴士

灯光、红光、成像超前和远像雾视，是可以强效控轴的加分手段，可以实现近视的全防御——度数零增长甚至负增长。

21 其他防控手段

一、阿托品

阿托品滴眼液有很多种浓度，0.01%、0.025%、0.05% 的属于低浓度阿托品，0.1%、0.3%、0.5% 以及 1% 的通常归属为中、高浓度阿托品，1% 阿托品眼膏常用于低龄儿童的散瞳验光。长期使用阿托品，具有一定的防控功效。

但是，阿托品会导致瞳孔散大和调节力下降，对应的副作用有畏光和近距离阅读困难，还有可能发生干眼症、过敏等不良反应，其效能以及副作用与浓度关系密切。浓度越高，效能越强，副作用越明显。

高浓度阿托品长期使用，近视防控效能评分可达 70~80 分，但因为散瞳效应和调节力丧失，孩子需要外出戴墨镜，室内戴读写镜辅助看近处。

低浓度阿托品长期使用，防控效能评分为 30~40 分。通常建议 6 岁以下使用 0.05% 浓度的，8 岁使用 0.025% 浓度的，10 岁使用 0.01% 浓度的，这样副作用很小，同时也能取得接近 40 分的效能。孩子会有轻度瞳孔散大，导致轻微畏光，对调节力也会有轻微影响，但通常可以接受。总体来讲，低浓度阿托品效能不够强，难以作为防控的主力，作为辅助手段更为适宜。对于调节痉挛性近视（假性近视），低浓度阿托品有不错的效果。

无论高浓度阿托品，还是低浓度阿托品，都属于处方药，需要遵循医嘱使用。

在没有红光治疗、远像装置等先进防控手段的时代，高浓度阿托品虽然存在副作用，但因其效能强劲，实施方便，仍然是不错的选择。红光治疗发展至今，安全和效能都已不输于高浓度阿托品，并且两者之间存在冲突，故而后者逐渐退出近视防控的第一阵营。对于部分不适合进行红光治疗的孩子，如年龄太小的、光过敏的等，高浓度阿托品是可以贡献力量的。

低浓度阿托品实施方便，副作用小，具备一定的防控效能，适应证更加广泛。目前认为，红光治疗与低浓度阿托品合用需要谨慎，担心因为瞳孔散大而过量摄入激光，所以对于可以使用红光治疗的孩子，低浓度阿托品一般不作为首选推荐。但对某些情况，如瞳孔过小导致红光疗效不佳，或者红光治疗设备功率较低，在合理的计算之下，低浓度阿托品和红光是可以联合使用的，但这需要在医嘱指导下进行。

小贴士

阿托品浓度越高，控制效果越好，但副作用越大。0.01%~0.05% 的低浓度阿托品是临床相对常用的，副作用轻微，必要时可以配合 4L 疗法使用。

二、局部理疗

防控近视还有一类方法，就是局部理疗。这方面的疗法多种多样，但原理和主要的功效都是相似的，就是改善眼睛周围的局部循环，丰富眼睛的血供和营养，缓解眼疲劳和一些不舒服的感觉。

按摩是一种常用的局部理疗手段。有的家长经常看到广告宣传，说按摩对孩子的眼睛有好处，有的宣传还挺夸张的，说什么"每天30分钟，远离近视"。家长不太放心，就会去问医生"按摩是不是真的能够防控近视"。很多眼科医生会认为按摩是无效的，甚至还说它是"智商税"，但按摩却成了很多视保店的"奇招"，因为确实有很多孩子本来是0.3、0.4的视力，通过做按摩生生提高到了1.0。

这是怎么做到的呢？下面给大家分析一下。按摩的时长一般是25~30分钟，在这段时间内，眼球会持续接受轴向的压迫力量，能够"压平"角膜，也就会产生类似角膜塑形镜的作用，因而能够改善近视；另外，轴向按压还会让眼球水平径增加，晶状体会变得"扁"一些；再加上按摩还能改善血液循环，所以它确实能够有效提升裸眼视力。

但是眼球毕竟是有弹性的，靠着这种短期的按压是不足以对抗眼轴增长的，一旦停止按摩，眼球的形态就会恢复过来，近视也会出现反弹。所以说，这种方法对短期内提高裸眼视力是有用的，但对近视防控和控制眼轴来说，作用不大。

还有一些依据中医理疗的眼周穴位按摩手法，以及热敷、超声按摩、针灸、耳穴刺激、埋耳豆等方法，可以改善眼部血供，提高视网膜功能，从临床经验看，的确有改善视力的效果，但从文献检索看，其功效的量化数据较少。虽然可以改善视力，但到目前为止，并没有发现这些方法对控制眼轴增长有什么帮助。在孩子低度近视又不想戴眼镜时，可以依靠这些手段临时提升视力。但家长们要清楚，视力不是评价近视度的标准，眼轴才是，不能单纯依靠这些方法来进行近视防控，一定要定期监测眼轴，当发现眼轴增长速度快的时候，需要及时调整方案，切不可认为孩子视力维持得不错就放松警惕。局部理疗类的方法，经常出现一两年内效果不错，但之后视力突然大幅下降的情况，一检查验光已经300度，家长此时才意识到之前防控得其实并不好。其实孩子并不是突然长出来300度近视，而是眼轴一直在隐匿性生长，只是依靠理疗强行把视力拉住而已。这类方法并非治本，而且存在极限，一旦达到极限拉不住了，视力就会突然下降。

除了这些很讲究手法和经验的刺激手段，还有使用微激光来进行穴位刺激的方法——外激光，它在眼部的使用也被称为"闭着眼照的红光治疗仪"。它的样子和红光治疗仪有相似之处，但是它照射的区域不是眼球，而是眼周皮肤。外激光是中医防控近视的一种方法，中医经常采用外激光来照射穴位，代替针灸，因为它不需要掌握专门的手法就能进行，比针灸更容易普及。外激光在眼部使用的文献总结也有不少，很多文献表明，外激光穴位照射可以帮助提升裸眼视力、改善视疲劳，但在控制眼轴方面，目前没有看到明显的功效。

最后，我们再简单说一下"电刺激"，就是用电刺激治疗仪刺激眼周穴位，达到促进血液循环、缓解视疲劳的效果。这也是民间常用的治疗假性近视的方法，有的是每天做一次，每次10~15分钟，连续做12天。电刺激改善视力的效果也很明显，但它实际上也没有改变眼轴增长速度过快的问题，视力提高的持久性有待观察。

总之，家长们还是不要把过多的希望寄托在这些理疗手段上，平时还是要以行为防控为主，执行4L法综合防控。理疗类的手段可以作为补充，但不宜作为主攻方案。

小贴士

眼周热敷、穴位按摩、外激光及电疗等局部刺激手段，可以改善眼周微循环，提升裸眼视力，可以作为近视防控的有益补充。但此类方法作用不够持久，不能作为近视防控的主力手段，要注意监测眼轴增速，避免视力的提升掩盖近视的隐匿性发展。

第四章

升华认知
掌握近视防控的深层原理

　　第三章讲述了很多近视防控方法，相信有一些愿意钻研的家长会对这些方法背后的原理很感兴趣。这一章，我们将成为"数据"的搬运工，汇集重要的循证医学证据，与读者一起深究近视发展和防控的深层机理。

　　从内容上讲，这一章并不是在简单重复前几章介绍的知识，而是更加深入、精准地剖析科学原理，为家长关心的问题找到准确的答案，相信读完会让家长们有一种豁然开朗的感觉。

　　进行这样的内容编排，也是出于之前提到的认知层级规律，希望家长们能够由浅入深，升华自己的认知，在近视防控的道路上也会更有信心。因为要解读一些非常专业的文献，不可避免地要接触大量数据和图表，语言上会比较专业，但其中的道理并不复杂，只要认真思考，相信即使是非专业人士也能够充分理解。

22　理一理近视发展的"前因后果"

　　第三章我们讲到近距离用眼导致成像滞后、户外活动少而缺乏光营养等都是近视发展的原因，这些外部的原因是通过什么机制在眼睛上发挥作用，一步一步传导到眼轴的增长最终导致近视的发生发展，长久以来始终如黑箱一般困扰着眼科医生。要知道，每个孩子在刚出生时，其角膜曲率都是不同的，对应的正常眼轴也不同，但随着生长发育，眼轴逐渐增长，到成年时，眼睛逐渐从远视的状态准确地转变为正视，这可不是自然生长发育能实现的。其中，一定有某种机制，在不断地动态地调整眼轴的发育，才能最终完成这一精准的过程。那是什么机制，感受什么样的信号，如何一步一步完成这么精准的调控，引起眼科学者们极大的兴趣。

近年来的诸多研究揭开了这个黑箱的一角，学者们通过各种动物模型和人体试验，一步一步推理和解谜，试图探明眼睛从接收外界刺激信号到最终实现近视发展这个过程当中每一步的机理。如果能够找到调控过程中关键的靶点，找到起作用的关键因子，就有可能研发出某种疗法或者针对性的药物，大幅度降低近视风险。

大家不要觉得这是天方夜谭，人体中某个关键调控开关的发现带来的医学奇迹并不少见。例如，人们曾经认为，一个孩子能长多高的个头大部分由基因决定，但 hGH（生长激素）的发现，就使得孩子可以打破基因的限制，额外增加几厘米的身高。其实在动物身上，研究者们已经具有超神的能力，可以让处于强近视刺激环境下本应发展为高度近视的动物，通过某种治疗避免近视，甚至可以在动物眼睛上实现近视到远视的转换。我们期待，也许会有那么一天，科技能照进现实，孩子们随意用眼也不会近视。

当然，未来距离今天还比较遥远，但了解一下学者们近十年在近视迷宫里不断探索、逐渐解谜的过程也是很有趣的，我们一起来回顾。

我们先简单学习一下眼球的结构（见图4-1）。眼睛里面有三层膜：最里面是视网膜，相当于照相机的底片，也就是感光层。中间一层是血管膜，负责给眼内组织供血，提供氧气和营养物质，这就是脉络膜。脉络膜的厚薄，反映的是血流的大小。当脉络膜血流丰富时，供给睫状肌、视网膜、巩膜的营养就比较多；而当脉络膜薄变时，上述组织获得的营养就比较少，功能就会受到影响。最外面一层外壳是巩膜，巩膜致密结实，负责保护眼内组织。

眼睛里面有一定的压力，使得眼球可以呈现为饱满的球形。

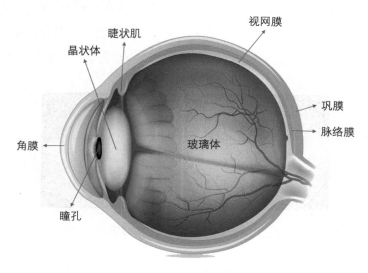

图 4-1　眼球结构图

研究发现，除了 6 岁以前就近视的儿童，大部分孩子只要户外时间足够多，就不容易近视[4]。动物实验中，用昏暗的光线会诱发近视，用遮盖眼睛的方法也会导致近视，这被称为形觉剥夺性近视[5]。在这些动物模型中，研究者们发现多巴胺含量明显降低。同样的模型，通过强光照，可以避免近视[6]，用多巴胺激动剂也可以避免近视。而用多巴胺拮抗剂后，再照强光就没有保护作用了[7]。这些研究说明多巴胺是强光抑制近视的重要途径之一。

除了多巴胺，视网膜内还发现了 3 种神经递质：γ-氨基丁酸（GABA）[8]、乙酰胆碱和谷氨酸[9]。它们也参与了视网膜将光信号传递为眼轴调控信号的过程，但这几种物质的作用机理目前还不是很清楚。

巩膜是眼球的外壁，是近视发生的重要效应器。幼龄期间巩膜是富有弹性的，厚度可以随血供发生很大的改变[10]。在动物模型中，随着近视发展，巩膜缺氧因子增多，巩膜变薄[11]，而注射了抗缺氧药物，同样的动物模型就不再近视，这提示近视与巩膜缺氧有关[12]。

　　巩膜为什么缺氧呢？给巩膜供氧的是脉络膜，可以合理怀疑是脉络膜出了问题，临床中我们也普遍观察到高度近视的患者脉络膜薄变甚至萎缩带来的很多并发症（见图 4-2）。后来大量研究发现，脉络膜血流和其厚度正相关[13]。近期研究还发现，儿童的脉络膜血流及厚度与近视发展增速呈线性相关[14]。

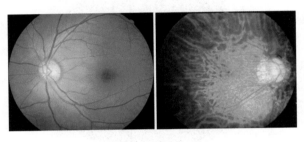

图 4-2　正常眼底和高度近视豹纹状眼底对比图

　　那是什么因素在调控脉络膜的厚度呢？研究发现，高光照可以使脉络膜血流增加[15]。成像超前 60 分钟，也可以使脉络膜厚度增加 20 μm；而成像滞后 60 分钟，可以使脉络膜厚度减少 20 μm[16]。

　　研究还发现眼压与近视相关，眼压高的人群中，高度近视比例很高；反过来，高度近视人群中，高眼压甚至开角型青光眼发生率很高[17]。

　　通过以上这些发现，研究者们对近视的发展过程理出了一个大致的脉络。弱光照以及成像滞后这两种光学信号，通过视网膜上的多巴胺等传导介质引发连锁反应，使脉络膜厚度和血流减少[15]，继而影响巩膜的营养，巩膜薄变，不那么结实了，在眼内压的作用下，眼轴就会越来越长，发生近视。反过来，强光照以及成像超前，使脉络膜厚度和血流增加，巩膜致密厚实，能抵抗住眼压，眼轴就不增长。这就是瞿佳教授、周翔天教授团队于 2018 年提出的"脉络膜血供调控学说"[11]，目前正逐渐被各种试验数据所验证。

　　近视的脉络清晰之后，多巴胺类药物、抗缺氧类药物、增加脉络膜血流的药物或者疗法，可能成为未来避免近视发生或延缓近视发展的代表疗法。

小贴士

　　强光、多巴胺等神经递质、巩膜抗缺氧药物可以抑制近视的发展，近视的发展与脉络膜血流减少、巩膜变薄以及高眼压有关。

23　近视防控的主战场——脉络膜

　　光的营养和光的位置，是近视防控的重要因素。我们说眼睛会"追光"是一个形象的说法，其背后真正的原理是光线影响到了脉络膜。脉络膜是近视防控的主战场，大部分的近视防控手段都是围绕脉络膜进行的。这一节我们就详细讲解一下这个主战场。

　　阳光会通过促进多巴胺的分泌，刺激脉络膜使其增厚。红光治疗也可以达到同样的功效，这属于针对脉络膜的直接刺激方法。此外，光的位置是近视离焦的状态还是远视离焦的状态，会被眼睛感知到，然后通过一系列复杂的机制，调控脉络膜的血流和厚度，这属于对脉络膜的间接刺激，是近视防控中重要的方法，值得我们仔细研究。

　　近视发展有一个"启动因子"，就是成像滞后。孩子在看东西的时候，成像点正好落在视网膜上，也就是"正视"时，效果肯定是最清晰的，孩子的视觉体验也是最舒服的；要是成像点落在视网膜前面，就是出现了成像超前，医学上称为"近视离焦"；相应地，成像点落在视网膜后面，就是成像滞后，医学上称为"远视离焦"。当眼睛看近距离的物体时，成像点自然后移，就更容易出现成像滞后。研究发现，成像超前时，脉络膜会增厚，成像滞后时，脉络膜会变薄[18]（见图4-3）。

　　有的家长可能会问，成像超前1D和滞后1D，都是同等程度的模糊，那眼睛是如何判断像在前还是在后的呢？这个问题也是医生们非常好奇的。我们知道眼睛可以迅速判断出成像点的位置，其延迟是毫秒级别，秒杀最好的照相机，但其判断机制目前还没能彻底搞清楚，推测机制可能是纵向色差（LCA）原理（见图4-4）。视网膜上有红—绿—蓝三种感色锥体细胞，红光波长长则成像靠后，蓝光波长短则成像偏前。当红色的像比蓝色的更清晰，说明像是在前面，否则就在后面。

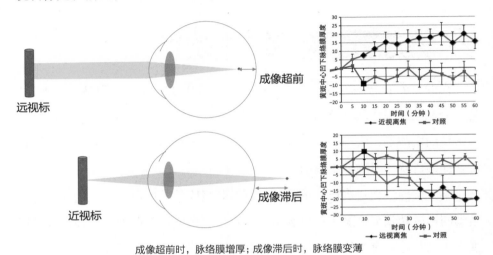

成像超前时，脉络膜增厚；成像滞后时，脉络膜变薄

图4-3　成像位置对脉络膜影响示意图

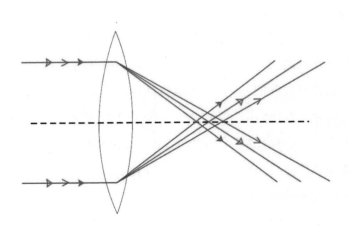

图4-4　纵向色差原理图

如果孩子长时间近距离用眼，成像滞后的情况占比很高，眼睛时常接受这种光学信号刺激，就会认为环境已经改变。眼睛为了适应环境，会启动一连串复杂的机制使得眼轴增长，并造成视网膜向后接近成像点，这就是近视发展的脉络膜血供理论。

反过来，让孩子经常凝视望远，就会造成成像超前，使脉络膜增厚，这可以成为我们近视防控中的保护性因素。脉络膜增厚有两个收益：一是可以直接导致视网膜前移，光学眼轴缩短，如果能缩短 0.1mm，就可以降低 25 度近视；二是提供了近视防御的盾牌，可以使近视发展的速度明显降低。前面讲过，假如我们让低度近视的孩子搬到大草原上，过上那种天天放羊、时时望远的生活，不用再近距离阅读，也不会有成像滞后的问题，的确可以让近视回退。可这毕竟只是一种不太实际的美好"愿望"，我们眼前的现实是孩子每天都避免不了大量的近距离用眼任务，而且很多孩子的用眼姿势、用眼习惯都不太规范，就算我们不断地提醒孩子去望远，也只能产生一点微弱的保护作用，不足以抵抗更多时间成像滞后带来的刺激，所以近视还是会继续发展。

脉络膜是我们的主战场，我们会用脉络膜增厚来表达近视的保护性因素，用脉络膜变薄来表达危险性因素。很多研究也发现，脉络膜厚度与儿童近视发展速度存在线性相关[14]。但"增厚"的说法在一些不太了解情况的专业人士心中可能会引发顾虑，尤其是眼底医生，可能会担心增厚的脉络膜引发黄斑病变。其实，一个正常的不近视的孩子，脉络膜本来就是厚的。现代的城市生活，大量近距离用眼，使得脉络膜丢失了很多。我们所说的脉络膜增厚，其实是把孩子丢失的脉络膜找回来。对于很多近视的儿童，我们穷尽手段，也还是无法把脉络膜恢复到完全正常的不近视孩子的水平。对"增厚"需要正确理解，不需要过度担心。

有意思的是，脉络膜的厚度不是一成不变的，而是会根据特定的时间节律发生变化。科学家通过大量的研究发现，白天眼轴更长，脉络膜较薄；晚上眼轴变短，脉络膜较厚。当然这种时间节律的变化是很小的，脉络膜最厚和最薄的点之间的差距也就只有 0.02~0.03mm 而已。

不过，我们还是能够从中获得一些有益的启发：既然眼轴增长更多地发生在上午，那上午就要尽量减少成像滞后的刺激，也就是要减少长时间近距离地用眼，减少扣分；到了下午和晚上，眼轴增长减少，正好是护眼的大好时机，那我们就可以多采用一些近视防控的加分项目，例如睡觉前应该做一点制造成像超前的雾视训练动作。总结成一句话，那就是"白天少刺激，晚上多保护"。

除了成像位置以外，成像的对比度也会影响脉络膜的厚度。有研究发现，当阅读浅色字体、深色背景的反对比度文本时，脉络膜会有所增厚[19]，此现象可能与内在光敏性视网膜神经节细胞（ipRGC）有关。有学者认为在暗色背景中阅读白色文本会刺激 ipRGC 相关的 ON 通路，使得脉络膜增厚；而在亮色背景中阅读黑色文本则刺激 OFF 通路，使得脉络膜变薄[20]。在纸质阅读材料中，反对比度的读物比较少见；但在进行电子阅读时，例如使用远像屏观看电子书，家长就可以为孩子设置反对比度的阅读环境，这对近视防控是比较有利的。

总之，脉络膜是近视防控的主战场，脉络膜的厚薄决定了孩子未来眼轴的增速和近视的发展速度，是我们必须争夺的阵地。不顾脉络膜和眼轴，在其他战场上打得再好，也很难取得最终的胜利。4L 法综合防控中的每一种手段，都对脉络膜有直接或者间接的贡献，其中红光治疗可以给予脉络膜最直接的营养。

小贴士

脉络膜是控制近视增速的主战场。缺乏光营养和成像滞后会使脉络膜变薄，血流减少，促进近视的发展；而充足的光能和成像超前可以使脉络膜增厚，血流增加，抑制近视的发展。

24 近视防控的第二战场——晶状体

　　除了脉络膜这个主战场，进行近视防控还有第二个战场，就是晶状体—睫状肌联合体。晶状体是一个有弹性、可变焦的凸透镜，它是一个没有主动力量的器官，通过数百根蜘蛛丝一样的绳子——悬韧带，连接在周围一圈的睫状体上。晶状体和睫状肌关系非常紧密，晶状体由睫状体里面的睫状肌进行控制（见图4-5），两者组成了一个联合体。睫状肌分为三部分结构：环形纤维、纵行纤维和放射状纤维（见图4-6）。

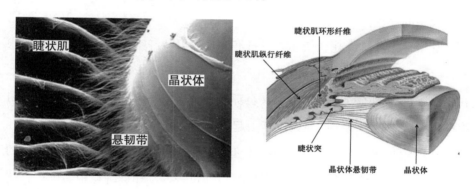

图4-5　晶状体、悬韧带和睫状肌示意图　　　　图4-6　睫状肌解剖结构示意图

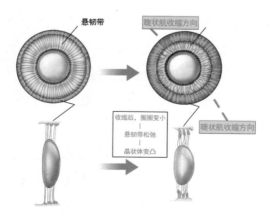

图4-7　调节过程示意图

环形纤维是主力，它的力量非常强大，其充分收缩带来的调节幅度可以达到 16D，也就是通常说的 1600 度。环形肌环绕晶状体一圈，在环形肌肉收缩时，睫状环缩小，晶状体在自身弹性作用下，会变得比较凸，屈光力增加，成像点从后向前移动，这个过程我们称之为"正向调节"。在环形睫状肌放松时，睫状环扩大，晶状体感受到拉力，会变得比较平坦，屈光力减小，成像点从前向后移动，这个过程我们称之为"负向调节"（见图 4-7）。这里需要注意到，我们看清远处的物体，有时候需要聚精会神，努力凝视才能看清，这个看似努力的过程，其实是眼睛里的睫状肌放松的过程。而我们移近了看时，感觉很轻松很清楚，但这个看似轻松的过程，却是眼睛里的睫状肌努力收缩的过程。

除了环形纤维，睫状肌还有纵行纤维和放射状纤维。纵行纤维参与房水循环，与近视防控的关联不是很密切，而放射状纤维非常微弱，长期被忽视。在很多眼部解剖书以及插图中，甚至都找不到这根肌肉的描述，但在近视防控的研究中，这根弱小的肌肉逐渐引起了研究者的注意。

从睫状肌的解剖结构看，晶状体变凸，屈光力增加，是环形肌肉收缩的结果，是一个主动发力的过程，我们可以通过一些动作训练这根肌肉，强化正向调节的能力。而晶状体变薄，屈光力减少，则是环形肌肉放松的结果。既然是放松，传统理论认为，这是一个被动的过程，是有极限的，因为我们通过训练可以增强肌肉力量，但却没办法训练肌肉放松的能力。睫状肌麻痹剂，如阿托品等散瞳药物可以使得睫状肌完全放松，被认为是放松的极限，此时调节力为零，所以散瞳验光所测得的近视度，通常被认为是真性近视，度数没有再降低的可能。

随着近视研究的深入，弱小的放射状纤维逐渐引起关注，因为放射状纤维的走向与环形纤维垂直，它的收缩可以直接拉伸晶状体，提供与环形纤维拮抗的力量。虽然放射状纤维很弱小，但毕竟这是一种主动拉伸晶状体的力量，只要是主动的，我们就可能通过某种训练去强化它。在环形肌纤维完全放松时，晶状体很扁平，这时候测出来的度数就是我们说的真性近视度。如果此时放射状纤维能再贡献一点点力量，让晶状体再继续扁平一点，鉴于晶状体本身是一个超过 2000 度的透镜，再稍微变薄一点可能 100 度就降下来了。也就是说，负向调节的极限也许能够超越散瞳的极限，超越零，这就给降低近视度数带来了希望。现在已经有越来越多的研究者关注到了这一点，晶状体—睫状肌联合体正逐渐成为近视治疗的主要目标。

小贴士

晶状体是近视防控的第二战场，促进晶状体拉伸和变薄是近视防控努力的方向，不仅可以控制近视增速，还能够提升裸眼视力。

25 真性近视真的无法治疗吗?

提到近视的治疗，很多人可能会说治疗近视不难，还可以提供一些神奇的实例，比如视力 0.6 的眼睛，在经历 20 分钟左右的治疗后，视力就能提升到 1.0。但实际上，这些近视的治疗是在晶状体调节痉挛层面的治疗，也就是假性近视的治疗。例如，可以通过雾视训练，帮助晶状体达到极限放松，短时间内就可以提升远视力，电脑验光的度数也会下降。这并非什么"神奇"的事情，如果把这当作近视的治疗，就属于夸大宣传了。

真性近视，就是进行散瞳验光所测得的近视度数。近视患者看远处时，成像点在视网膜前，要想成像点回到视网膜上，要么让晶状体变薄，要么让眼轴变短。而医学上认为，散瞳药将睫状肌麻痹，就达到了晶状体薄变的极限，眼轴也不可能随着发育而变短，所以真性近视自然是无法治疗的。

近年来红光治疗的出现，使眼轴不可缩短的理论有所松动，但红光治疗带来的脉络膜增厚、继而向前推动视网膜引起的光学眼轴变短，是一个比较轻量级的改变，通常小于 0.2mm，引起的近视回退一般不超过 50 度，这种回退也不一定能够长期维持。

晶状体作为一个富有弹性且屈光力很强的凸透镜，努力发掘它的潜能，降低一点屈光力，就可能达到近视回退的目的。临床中一些眼轴回退超过 0.5mm 的案例，也提示我们巩膜形态重塑也是存在可能的，这些成为近视治疗的主要方向。

国家市场监管总局办公厅于 2021 年 11 月发布《关于开展儿童青少年近视防控产品违法违规商业营销宣传专项整治行动的通知》，目标是打击虚假宣传。的确存在这样的现象，一些视保机构通过训练提升了孩子的视力，就告诉家长近视被治愈了。家长如果不清楚近视的基本原理，不懂眼轴的概念，在这些"事实"面前很容易上当受骗，花了不少冤枉钱。这些的确需要大力整治。

近年来已经有研究表明，在近视来临前一年的时间，眼睛感受到眼轴的增长和近视的倾向，晶状体就会发生超越年龄变化的加速变薄。也就是说，晶状体感受到眼睛快近视时，它本身就具备让自己更薄一点的能力，来适应和代偿眼轴的增长，延缓近视的发展。其中显然存在一个主动的机制，只是这个过程速度比较慢，需要以时间换空间，临床往往更注重短平快的治疗体验，很难关注到这么慢的变化。

新加坡的一项研究，对 1302 名学龄儿童一直随访了 3~6 年，每年检查一次，每次都进行了散瞳验光，监测了每个孩子的眼轴、晶状体厚度和屈光力以及近视度数等参数[21]。因为样本量大，随访期长，这项世界级的研究把晶状体在近视发展过程中的代偿作用清晰地展现出来。这项研究的结果稍显复杂，下面跟大家一起解读一下。

图 4-8-A 中最上面的黑色曲线是在研究中一直维持正视的孩子，最下面的红色曲线是在入组时就已经近视的孩子，中间几条曲线是在研究过程中出现近视的孩子，并根据近视出现的年龄分成不同组（发生近视的年龄

在曲线中用小圆点标注）。我们可以看到，一直正视的孩子屈光度数随年龄改变量非常少，几乎维持水平；而近视发生比较早、入组就近视的孩子近视进展比较快，在研究中逐渐发生近视的孩子的近视进展速度则介于两者之间。这与我们所说的，要努力推迟近视的起始时间，越晚近视，收益越大的观点是一致的。

图 4-8-B、C、D 分别是眼轴长度、晶体厚度和晶状体屈光力的变化。可以看到，晶状体的屈光力会随着年龄逐渐下降（见图 4-8-D）。有趣的是，晶状体的变薄和其屈光力下降并非完全对应，孩子 12 岁以后，虽然晶状体屈光力仍然在下降（见图 4-8-D），但其厚度不再继续下降（见图 4-8-C）。究其原因，可能是在幼龄时，晶状体的薄变来自巩膜上下、左右方向上的扩张以及悬韧带的牵拉，而孩子到 12 岁时，巩膜逐渐变硬，巩膜继续扩张的空间

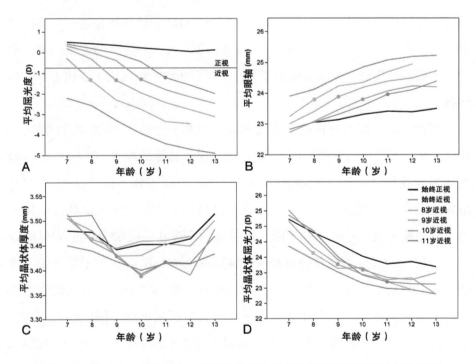

图 4-8 屈光度、眼轴长度、晶状体厚度和晶状体屈光力随年龄变化数据图

受限，晶状体扁平化的过程停止，但其密度等可能仍在变化，所以屈光力得以继续下降，但速度明显放缓。因为孩子12岁以前正是近视防控的黄金年龄，为方便理解，在本书的表述上，我们仍然把晶状体薄变和其屈光力下降等同理解。

晶状体的代偿能力在上图体现得还不太明显，研究者引入了"年化增长量"的概念，来进一步分析（见图4-9）。"年化增长量"就是每年变化的数量，分列四张图，黑色线代表眼睛的等效球镜度数，红色线代表眼轴长度，橙色线代表角膜屈光度，绿色线代表晶状体屈光力。

图4-9-A分析的是入组前就近视的孩子。可以看到，孩子8岁时近视度数（黑色线）一年变化–1D，也就是增加了100度近视，以后每年增加的近视度逐渐下降，到12岁时每年增长约50度。对应的眼轴长度（红色线）也是在孩子8岁时增长了约0.5mm，以后每年眼轴增长逐渐下降。晶状体的屈光力（绿色线）在孩子8岁时变化了–0.5D，意味着晶状体在这一年里提供了–0.5D的代偿，以后也是逐年下降，到12岁时，晶状体的变化归零，也就意味着不再代偿。角膜的屈光度（就是角膜曲率，橙色线）变化为零，始终稳定。

图4-9-B和C图分析的是入组前没有近视，随访到10岁和11岁时开始近视的孩子。在这两张图中，研究者发现了有趣的现象，B图和C图趋势相近，我们以C图为例来具体分析一下。可以看到，孩子在11岁时开始发生近视，在近视之前，眼轴增速（红色线）逐年增加，晶状体的屈光力（绿色线）也在逐年加速下降，提供每年下降0.6~0.7D的代偿来延缓近视的步伐，所以远视储备每年减少的速度只有0.3~0.4D，并不算太快（黑色线）。但到孩子11岁近视发生的那一年时，眼轴增加很快，晶状体的代偿能力达到了极限，此后每年提供的新增代偿明显下降（绿色线），于是，眼睛的屈光度变化迅猛（黑色线），近视就真正地到来了。孩子13岁之后，眼轴增速和近视增速开始放缓。

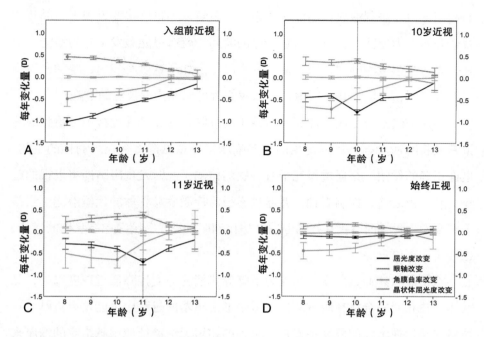

图 4-9　屈光度、眼轴长度、晶状体、角膜随年龄变化数据图

　　图 4-9-D 分析的是始终没有近视的孩子。可以看到，这些孩子的眼轴增速（红色线）控制得比较好，晶状体的代偿得以保持在低速增长，每年只提供小于 0.5D 的代偿（绿色线），眼睛的屈光度（黑色线）也得以保持稳定。

　　我们做一个合理假设，如果图 4-9-D 中这些不近视的孩子在 10 岁或者 11 岁的时候，因为某种原因眼轴增长加速，那么晶状体就会像 B 图和 C 图显示的那样感知到这种变化并做出反应，主动加强代偿能力，直到达到极限。也就是说，晶状体其实能够感知到眼睛的状态，必要时，它会让自己的屈光度加速下降来适应眼睛的需求。

　　换句话说，虽然图 4-9-D 中晶状体的屈光力和厚度已经是散瞳后的数据，但这其实并没有达到它的极限，只是当前的眼轴增长缓慢，成像经常是滞后的（有远视储备的状态），还需要晶状体常年维持一个生理性的正向调节，所以它没有必要那么努力变薄而已。如果我们给它提供一个合适的刺激，例如使用雾视疗法制造成像超前的假象，让眼睛以为自己快要近视了，晶状体就会开始努力变薄了，只要给它一定的时间，就有可能激发出它的潜能，使其屈光力超越散瞳的"极限"而进一步降低。如果这段时间内，眼轴也得到了有效控制，不增长甚至回退，那么我们就可以期待近视度的下降。

如果散瞳不再是晶状体屈光力减小的极限，那么真性近视不可治疗的理论基础将有所动摇，后继衍生的很多临床指导意见都将存在可商榷的空间。也许正确的做法，是通过每三个月一次的监测，及时发现眼睛即将近视的趋势，在近视之前，控制眼轴，并通过雾视治疗激发晶状体的代偿潜能。当孩子刚刚发生近视时，找到好的办法严格控制眼轴，并继续深挖晶状体的潜能，也许比配镜更重要。

除了晶状体通过薄变、屈光力下降等代偿能力直接降低近视度以外，晶状体—睫状肌联合体在眼轴缩短、巩膜形态重塑的过程中可能也有贡献。在很多关于近视治疗的研究中发现，眼轴的缩短无法单纯地用脉络膜的增厚来解释，晶状体和睫状肌在眼轴缩短中扮演的角色引起了研究者们浓厚的兴趣。

我们知道，人为制造成像超前可以导致脉络膜增厚，而成像滞后可以导致脉络膜变薄。有一项实验发现了两个有趣的现象：一是眼轴缩短的量超过脉络膜增厚的量，二是眼轴的缩短速度要比脉络膜增厚快得多[22]。

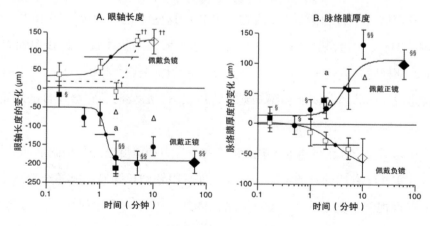

图 4-10　眼轴缩短与脉络膜增厚的对应关系图

从图 4-10 中可以发现，佩戴正镜制造成像超前的近视离焦，眼轴在 3 分钟时便已经缩短 200 μm，而脉络膜直到 10 分钟才增厚到 100 μm。佩戴负镜制造成像滞后的远视离焦时，眼轴变长了 120 μm，也超过了脉络膜变薄的 70 μm。该怎么解释眼轴早于而且多于脉络膜的变化呢？

目前公认的解释是：在佩戴负镜时，不只是脉络膜改变，巩膜也发生了形变，其前后径变长，水平、上下径缩短；而佩戴正镜时，巩膜前后径缩短，水平、上下径变长。为什么巩膜会发生这种形变呢？是因为它受到了机械力的牵引，机械力的作用相比于脉络膜的增厚，速度更快，这就完美解释了上述两个现象。那这个机械力又来自哪里呢？很显然，就是来自睫状肌。佩戴负镜时，成像滞后，睫状肌的环形纤维紧张收缩，晶状体变凸，要努力地把像拉回视网膜上。当环形肌收缩时，自然就会牵拉上下方向的巩膜，使上下径变小。上下径小了，眼球体积要维持不变，前后径自然就会变长，眼球向横扁球体改变。相反，佩戴正镜时，成像超前，睫状肌的环形纤维要最大限度地松弛，晶状体变平，此时巩膜受到的牵拉减少，使眼球向竖扁球体改变（见图 4-11）。

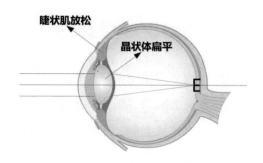

图 4-11　晶状体扁平，巩膜上下径受牵拉减少示意图

从这里我们可以看出，看近处时睫状肌收缩，对近视发展其实会产生双重刺激：一是成像滞后，导致脉络膜薄变，眼轴变长；二是睫状肌收缩的机

械力像拉葫芦一样拉扁了巩膜，导致巩膜前后径变长。其实这个机械力中还有另一个隐藏的因素，那就是来自眼外肌的压迫（后续章节详解）。有人说"每一次看近处都是一次眼轴变长"，这话说得虽然夸张、但很形象。综合防控体系之中的远像装置，就是要尽量减少睫状肌的收缩，虽然生活中看近处仍然大量存在，但利用远像加雾视治疗，可以把失分补偿回来，最终取得较好的效果。

总之，晶状体—睫状肌联合体是近视防控的第二战场，晶状体存在继续变薄的可能，以及它们参与的巩膜形态的重塑，是改善视力、治疗近视的重要方向。

小贴士

目前很多临床案例表明，眼轴可以缩短，晶状体可以进一步变薄。通过合理的方法，控制住眼轴的增长，增加晶状体的代偿，真性近视度数的回退已经成为可能。

26 近视了，应该配什么样的眼镜？

孩子一旦发生了真性近视，即使能治疗，也是很缓慢的过程。孩子看不清远处，会影响学习，还可能会眯眼、歪头，产生视疲劳。这时，我们还是需要给孩子进行光学矫正。有家长会问，眼镜会不会越戴越深？眼镜一戴上是不是就摘不掉了？应该怎么配眼镜？本节我们就重点讨论这些问题。

戴眼镜到底是加速还是延缓了近视的发展，医疗界存在一定争议：有研究认为足矫更好，有研究认为欠矫或者不戴镜近视发展更慢。其实关于戴镜还是不戴镜哪个近视发展更快的人群研究，是比较难做的，这是因为：一是需要足够大的样本量和长期的观察；二是混杂因素太多，戴普通眼镜与否对近视发展速度本来就是比较弱的影响因素，放在很多混杂因素当中，就更难分辨其影响了。2020年的一篇研究足矫、欠矫与近视发展关系的Meta分析的文章，分析了相关的12篇高级别研究论文，得到的最终结论是：戴或者不戴单光镜，对近视发展产生的影响是模棱两可的。

戴普通眼镜会越戴越深，这是一个事实，因为近视的确不会因为戴普通单光镜而停止发展，几个大样本研究[23,24]甚至认为戴普通单光镜会让近视发展轻微加速。是否应该配镜，如何配镜，这些问题对于家长而言至关重要，值得研究清楚。

我们先来分析一下戴普通眼镜对眼睛产生的作用。

很多研究描述了眼球的形态，正视眼的后极部接近于球体，当近视发生和进展时，眼球在前后径线（眼轴）扩大的速度更快，前后径、上下径、左右径的增速比为3∶2∶1，也就是说，由近似球体向长椭球体转变[25]。

眼睛的屈光系统主要由角膜和晶状体两个透镜组成，在漫长的进化中，这个透镜组早已适应了眼底视网膜的球面形态，会让整个像面，呈球面分布于视网膜上，与视网膜的球面一致。使用CodeV光学模拟软件，模拟正视眼的眼球模型可以印证这一点（见图4-12）。当视标移近时，晶状体提供正向调节，成像面仍然呈球面分布，继续与视网膜保持一致（见图4-13）。可见，晶状体屈光力的改变，并没有改变成像面的形态，同理，普通单光镜也没有改变成像面的形态。

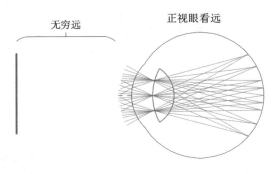

图4-12 CodeV模拟正视眼看远处示意图

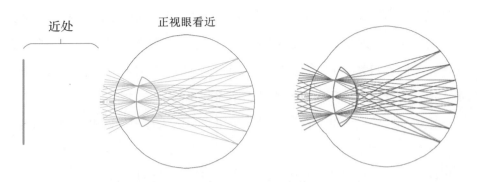

图 4-13　CodeV 模拟正视眼看近处示意图

当近视发生后，眼球的后表面形态从球面转变为了椭球面，但像面还是球面，于是就出现了中央和周边视野离焦量不同的情况（见图 4-14）。当戴上普通近视镜后望远，整个成像面后移，中心点聚焦，此时周边视野就出现了成像滞后远视离焦（见图 4-15）。戴近视镜看近处时，晶状体发生正向调节，中心点聚焦，周边仍然呈现远视离焦。也就是说，近视患者戴普通单光镜后，全部场景下都存在周边视野的成像滞后远视离焦。前文讲过，这是近视发展的刺激因素，所以，戴普通单光镜的确无助于近视的防控。

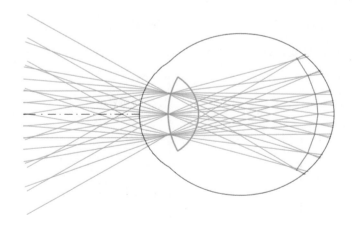

图 4-14　近视患者看远处，成像面与视网膜形态不一致示意图

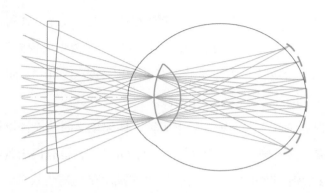

图 4-15　近视患者戴镜，周边成像滞后远视离焦示意图

孩子发生近视，往往是由于用眼习惯不好等因素，这些在戴镜之后可能并没有改善，戴普通眼镜也无法对近视防控提供帮助，所以近视自然会继续发展，也就是越戴越深了。

那我们应该怎么办呢？近视看不清楚，眼镜还是得配的，那如何配镜才能避免眼轴变长导致的周边远视离焦呢？

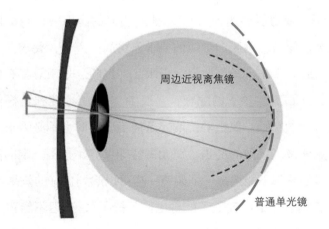

图 4-16　周边近视离焦镜的成像面示意图

近 10 年来，一种光学矫正方法——周边近视离焦法问世，自此近视防控进入了一个全新的阶段。周边近视离焦是保持中心视野正常矫正，在 20°

以外的视野中，加入了微凸透镜或者渐变正镜等光学设计，使得成像面被改造为一个扁球面，通过控制周边的凸透镜度数，保持中央视野清晰的同时，把周边的成像滞后逆转为成像超前，变废为宝（见图 4-16）。周边近视离焦法可以获得一定的加分，值得大家关注。

周边近视离焦分为框架镜和隐形眼镜，框架镜又叫功能性近视镜，隐形眼镜有晚上戴、白天摘的角膜塑形镜（又称 OK 镜），也有白天戴的离焦硬性透氧性角膜接触镜（RGP）和离焦软镜。这些带有周边离焦效果的光线矫正方案是近年来眼科医院大力发展的方向，家长们不难找到适合自己孩子的产品。

周边近视离焦法优点很多，但也有明显的缺点，就是价格高昂。尤其是OK 镜，它具备防控加白天摘镜的双重功效，是近视后首选的防控方案，但也是最昂贵的方案，一个孩子的全周期费用近 10 万元，给家长带来不小的经济压力。不过这些产品正在实现全面国产化，加之国家重视，未来可能有机会纳入医保，带量采购，继而价格下探，家长们可以期待。

周边近视离焦方案也有一定的要求，满足条件的孩子才能佩戴。功能性框架镜要求矫正视力能够达到 1.0，不能有明显的隐斜视，间歇性外斜视和显性斜视也无法佩戴。角膜塑形镜的要求就更高一点了，要求孩子的年龄不小于 8 岁，对眼表形态、角膜曲率、干眼症、倒睫、过敏等都有要求。因为是隐形眼镜，还得需要孩子的配合，一般 11 岁以上才能独自操作，所以还要依赖家长每天的照顾。佩戴 OK 镜的条件不满足时也不必强求，可以选择白天佩戴离焦软镜。日抛的离焦软镜无需特殊保养，具备一定的优势。隐形类的离焦方案如果都不能选择，框架镜一样可以起到良好的效果。

有的家长顾虑"眼镜戴上了就再也摘不掉了"，迟迟不给孩子配镜，其实大可不必。配合适的功能性眼镜可以给近视防控加分，如果综合防控得当，眼轴控制不增长，随着晶状体的代偿被逐渐发掘，孩子的真性近视可能会有恢复的那一天，到那时，眼镜就可以摘掉。"眼镜戴上了就再也摘不掉了"已成为过去，在我们的临床实践中，采用综合防控方案把近视度降低 100 度以上的案例已经有很多，具体资料可以观看配套科普视频。

小贴士

> 近视后，要选择对近视防控有利的光学矫正方案，满足条件的孩子建议佩戴角膜塑形镜，也可以选择离焦软镜、RGP 或者周边近视离焦框架镜。

27　离焦量的计算

制造成像超前——近视离焦，是近视防控的重要手段，但程度需要控制好，不能太少，也不能过度，这关系到孩子的体验和防控的效能。这一节我们来详细讲解一下离焦量的设计和计算。

离焦有一些描述的参数——

> 离焦性质：成像超前为"近视离焦"，成像滞后为"远视离焦"。
>
> 离焦量：成像点与视网膜的距离，离焦量越大，视力越模糊，对眼轴缩短或者延长的作用越明显（在一定离焦量范围内），单位是 D。
>
> 离焦位置：分为视野中央和周边，中央离焦对视力影响大，周边离焦对视觉感受影响小，20 度视野的周边离焦对眼轴缩短或者延长存在明显影响。
>
> 离焦面积：离焦面积的大小也会对作用的强弱产生影响。

研究表明，在一定范围内，离焦量越大，产生的影响越大，靠近中心或者 20° 以内的视野，产生的影响比周边大 [26, 27]。但同时，离焦量越大，越靠近中心，对视觉体验的影响就越大，越看不清楚。

下面，我们先来讲解一下如何计算离焦量。

我们先用正视眼举例说明，再讲解近视患者的情况。正视眼看远时，成像点刚好落在视网膜上（见图 4-17-A）。当视标往近处移动到 33cm 时，成像点向后移动，此时滞后的离焦量＝距离的倒数，注意距离的单位是米。所以此时滞后离焦量为 1/0.33=3D（见图 4-17-B）。此时，如果晶状体产生约 3D 的正向调节，就可以把滞后的像拉到视网膜上（见图 4-17-C），或者戴一副 +3D 的凸透镜，也可以把成像点前移到视网膜上，这时，晶状体就可以不发力了，它可以完全放松（见图 4-17-D）。成像在视网膜上，离焦量为零。

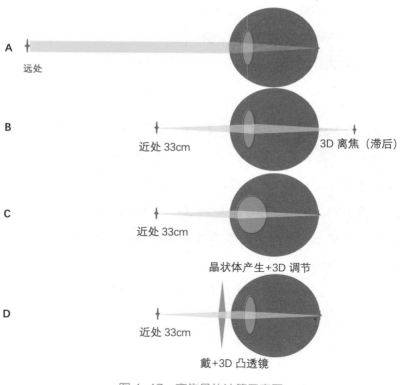

图 4-17 离焦量的计算示意图

　　下面我们来给正视眼戴上眼镜，看看会发生什么变化。看远处时，晶状体完全放松，成像点位于视网膜上（见图 4-18-A），当戴上 +1D 的凸透镜时，晶状体因为已经处于完全放松状态，无法继续变薄，成像点会在凸透镜作用下向前移动，产生 1D 成像超前的近视离焦（见图 4-18-B）。当视标向近处移动至 33cm 时，产生了 3D 的成像滞后，+1D 的凸透镜产生了 1D 的成像超前，两者相加，最终结果是产生 2D 成像滞后的远视离焦（见图 4-18-C）。然后，眼睛感受到成像滞后，指挥晶状体产生 +2D 的调节，再把成像点拉回到视网膜上（见图 4-18-D）。

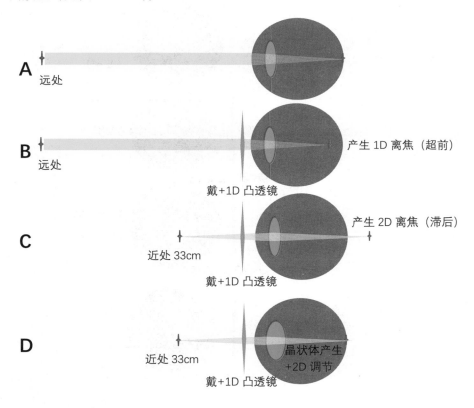

图 4-18　戴凸透镜产生成像超前近视离焦示意图

　　通过上面的讲解，相信大家已经会计算成像点的位置了，也会计算离焦量了。200 度近视的眼睛，望远时会产生一个 2D 成像超前的近视离焦（见图 4-19-A），戴上 –2D 的近视镜，成像点后移到视网膜上（见图 4-19-B），就可以看清远处了。当看近处 25cm 的视标时，将产生 1/0.25=4D 成像滞后的远视离焦（见图 4-19-C），此时晶状体需要提供 +4D 的正向调节，才能把像拉回到视网膜上。如果这时候我们把近视镜减少 100 度（欠矫），从 –2D 改为 –1D，相当于增加了 1D 的凸透镜，这时，晶状体就只需要提供 +3D 的正向调节即可（见图 4-19-D）。

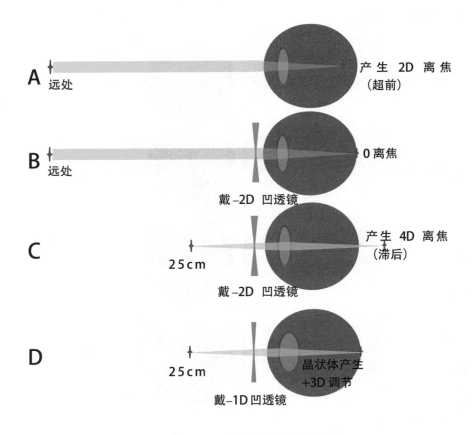

图 4-19　离焦量计算示意图

离焦量的计算，其实只是一个数学问题，虽然存在一定的弯弯绕绕，但耐下心来，仔细琢磨一下上面的讲解，还是不难理解的。

离焦位置和面积很容易理解。眼睛的底片——视网膜是一个面，眼睛注视一个视标，其对应的就是中心点的视力，我们日常会有体验，周边视野能看到东西，但有点模糊。研究发现，虽然周围视野对眼睛的视觉影响不大，但周边视野上成像点的位置也会影响到近视的发展。

中心离焦，指的是中心区域——黄斑区所对应的中心视野发生离焦，眼睛的敏锐度和色觉主要依靠黄斑，所以中心离焦对视力的影响比较大。中心区域以外的就是周边区域，周边离焦对视觉体验的影响比较小。

普通单光镜对中心和周边离焦有同等的影响，因为太大的中心离焦会影响视觉体验，所以通常单光镜的设计离焦量一般不超过 1.5D。而周边近视离焦镜，中心不离焦，但可以给予高达 3~5D 的周边离焦量，这样就可以在不影响视觉体验的情况下，实现足够强的功效。

小贴士

> 雾视治疗需要配合合理的雾视量，即离焦量。根据孩子眼睛的屈光度，加上离焦量，就可以帮助孩子计算出雾视镜的合理度数。

28　雾视疗法

雾视治疗就是人为地创造成像超前，保持一定的中心、周边视野近视离焦量，乘上坚持的时间，就是对近视防控加分的量。除了望远，孩子自然用眼中是很难获得雾视效果的，通常需要借助一定的装置，有时候还需要给孩子佩戴眼镜来形成合理的近视离焦量，这种眼镜称为雾视镜。可以是简单的单光"正镜"，会对中心和周边视野同步进行离焦，也可以佩戴"平光周边近视离焦镜"，保持中心视野清晰，周边视野获得较大离焦。

对于中心视野，离焦会影响视觉体验，所以离焦量不能太多。如果在正常学习和娱乐的过程中进行雾视治疗，一边学习、娱乐，一边治疗，中心近视离焦量以 0.75~1.50D 为宜；如果是看动画片等视频内容，可以给 1.5D；如果是看文字等精细用眼，设定为 0.75~1.00D 比较合理；如果是专门进行雾视训练去读视标卡，离焦量可以给到 2~3D。

周边视野发生离焦对视觉体验影响小，可以设定得比较高，可达 3~5D。

每个孩子本身的近视度不一样，该给孩子用多少度的雾视镜，大家可以结合上一节对于离焦量的讲解，自己算一算。

最简单的雾视治疗就是戴上合适度数的雾视镜，盯着 3m 以外的远处物体，如电视、字卡、电线杆、树叶、塔尖、楼顶等进行凝视，努力辨认细节，叫作远雾视治疗。因为望远时双眼的视线是平行的，雾视镜只需要考虑球镜度数即可，不需要加棱镜。这种治疗没有副作用，除了可以增厚脉络膜，还可以增强晶状体的负向调节，使晶状体变得更加扁平，从而达到增视，甚至回退近视度数的效果。

远雾视治疗虽然简单有效，但还是有个问题，就是无法融入生活和学习的用眼场景当中（书拿远了就看不清了），需要额外花费时间。训练过程对孩子来说很是无聊，所以很多孩子坚持不下去，而没有长时间坚持，这种治疗的效果就会大打折扣。所以，远雾视治疗通常建议使用合理的装置进行配合。

电子远像屏可以在拉远的同时，保持视角不变，确保视物清晰，它的问世可以帮助孩子轻松地完成长时间的远雾视治疗，还可以接入数字产品，不论是学习还是娱乐，数字内容往往更加丰富有趣，孩子会很喜欢。它使得近视治疗可以融入孩子的娱乐和学习，可以轻松地长期坚持。

> 使用电子远像屏进行雾视治疗时，可以给孩子佩戴一副度数合适的雾视镜，可以是低度数凸透镜，也可以是平光周边离焦镜，抑或是两者的组合，对于已经近视的孩子，可以在原来佩戴的眼镜上进行调整来获得合适的雾视效果。这样，就可以起到在用眼的同时护眼，甚至治疗近视的作用了。

电子远像屏中，还可以通过技术手段额外加入离焦的虚像，在不影响观看体验的情况下，默默地加强近视的治疗。这种方法可称为数字离焦，是未来重要的发展方向。2021 年通过美国 FDA 认证的窪田眼镜，就是利用 AR（增强现实）技术，给周边视野施加一定的数字离焦光斑，来起到近视治疗的作用。

以上讲解的都是远雾视疗法，自然舒适，孩子容易接受。与远雾视疗法相对应的，还有近雾视疗法。

当我们把雾视镜的度数提高，超过阅读距离所需要的度数，就可以在近距离阅读时创造成像超前了，这就叫作近雾视疗法。例如，正视眼看近处 33cm 时，需要 3D 的正向调节，如果戴 +4D 的单光凸透镜，就可以实现 1D 成像超前的近视离焦（见图 4-20）。这种方法有点类似上一节讲的读写镜，只是读写镜是戴低度数凸透镜，而近雾视疗法需要戴高度数的凸透镜。虽然近雾视疗法在保护眼睛的同时，还可以进行学习和娱乐，看起来是一个不错的方法，但读写镜所有的缺点随着度数的增加在近雾视疗法中都会更加明显，眼镜必须加入准确的棱镜度。最大的一个缺点是，近雾视疗法需要固定的距离才能获得稳定的近视离焦量，距离稍稍离近一点，雾视效果就消失了。例如，戴 +4D 雾视镜，想实现 1D 的近视离焦量，就需要固定在 33cm 的距离，如果孩子往前移动了 8cm，变为 25cm，那这 1D 的近视离焦量就不存在了。而想让孩子老老实实地保持坐姿，保持恒定的距离不变，想想就知道有多难了，再加上体验很差，很多孩子会拒绝，所以单光镜的近雾视疗法无法推广。还有一种类似望远镜的组合镜可以用于近雾视治疗，但视野很小，孩子也不是很喜欢。

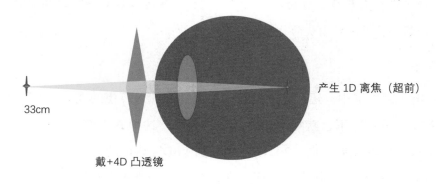

产生 1D 离焦（超前）

33cm

戴+4D 凸透镜

图 4-20　近雾视治疗示意图

29 调节力与视功能

调节力不好的孩子，近距离用眼时的成像滞后很严重，会刺激近视加速发展，通过训练增强调节力对眼睛有保护作用[28]。

学过一点视光知识的家长可能会有点奇怪：书上不是说看近处时晶状体会变凸，提供正向调节力，把成像点拉回到视网膜上吗？看近处 33cm 时只需要 +3D 的正向调节力，而孩子最多可以有 +15D 的调节力，就算调节力很差，最大调节力只有 5D，那也超过了 3D，为什么还有成像滞后呢？这一节，我们就详细讲一下调节力与近视之间的关系。

所谓调节力，就是眼睛既能看清远处、又能看清近处的能力。如果把眼睛比作一台照相机，那调节力就是"相机"根据物体远近进行调焦的能力。调节力有正向的，还有负向的。正向调节力通常就简称为调节力，指的是睫状肌收缩、晶状体变凸的能力；反过来，负向调节力就是让睫状肌放松、晶状体变扁平的能力。

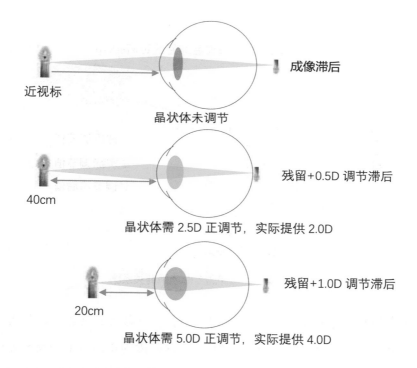

图 4-21　调节滞后示意图

近距离用眼时，成像点后移，眼睛会看不清，此时晶状体会变凸，增加屈光力，把成像点拉到视网膜上，这样眼睛就可以看清近处了，这就是眼睛调节的过程。但是，在调节的过程中，晶状体是会"偷懒"的，它把像往前拉到眼睛差不多能辨认的程度，正向调节就会停止，这个时候成像点其实还没有被彻底拉到视网膜上，还有一点点距离，这点距离就是"调节滞后"（见图 4-21）。也就是说，看 1m 以内的近距离物体时，即使有正向调节的参与，仍然还是会有成像滞后，而且用眼距离越近，调节能力越差，成像滞后就越大（见图 4-22）。原因很简单，一是离得越近，视角越大，不需要很精确地聚焦，也能辨认清楚；二是离得越近，需要的正向调节力就越大，睫状肌得使更大的劲，容易发生疲劳而放弃剩余的调节。

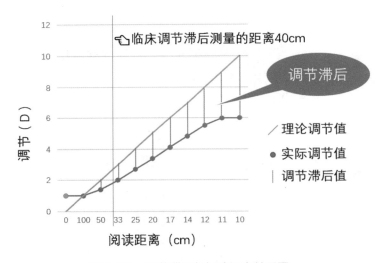

图 4-22 调节滞后与阅读距离关系图

研究发现，近视的人群，正向调节力普遍比较差；反之，调节力比较差的人群，近视发展的速度也比较快[28]。这是因为正向调节力比较差的孩子，看近处时，成像滞后的量就比较大，所以近视发展的刺激就更重。打个比方，一个 PRA 只有 –2D、调节力比较差的孩子近距离阅读 15 分钟，在近视的失分上，可能相当于一个 PRA 达 –4D、调节力很好的孩子阅读 30 分钟。

调节力存在比较大的个体差异。调节力检查的报告中，有很多指标（见表 4-1）。

表 4-1　调节力的各项指标

检查项目	检查目的	正常值	异常值	异常危害
BCC	调节反应	+0.25~+0.75D	＞：调节滞后 ＜：调节超前	引发视疲劳，导致度数加深
NRA	最大放松能力	+2.00D~+2.50D	＞：近视远用过矫 ＜：调节痉挛	诱发斜视、视疲劳，导致度数加深
PRA	最大调节调动	＞ -2.00D	＜：调节不足 ＞：正常且越大越好	诱发斜视、视疲劳，导致度数加深
AC/A	调节与集合联动性正常	3~5 △ /D	＞ 7：集合过度 ＜ 3：集合不足	引发斜视、视疲劳，导致度数加深
AMP	调节能力	15-0.25X 年龄	＜：调节不足 ＞：正常且越大越好	引发视疲劳，导致度数加深
调节灵敏度	紧张、放松灵活度	单眼 11cpm 双眼 8cpm	负片困难是调节不足，正片困难是调节放松困难	调节紧张放松能力紊乱，导致度数加深

调节反应（BCC）是期望发生的调节量减去实际发生的调节量，即调节滞后的量，也就是晶状体—睫状肌联合体偷懒的量，当 BCC 大于 +0.75D 时应引起关注。

负相对调节（NRA）是双眼一起检查，测量的是固定了集合性调节之后，双眼还能调动多少负向调节，过低通常说明有调节痉挛，也就是假性近视。

正相对调节（PRA）是双眼一起检查，测量的是固定了集合性调节之后，双眼还能调动多少正向调节，更接近于日常用眼的实际环境，与近视发展的关系更加密切。

调节幅度（AMP）是单眼分别测试，分开记录，检查的是单眼最大的调节能力，不考虑集合因素。

调节灵敏度是反映调节耐力的指标，单眼调节灵敏度反映眼睛的调节耐力的好坏，双眼调节功能反映眼睛的调节功能与集合功能相互作用的好坏。

眼睛在看近处时，因为内直肌、睫状肌和瞳孔括约肌都是来自动眼神经支配，所以眼睛内聚（集合）、正向调节、瞳孔缩小会同步发生，这就是近反射三联动。调节和集合之间存在一定的比例关联（AC/A），类似自行车的齿轮、链条和车轮，每个人的传动比不同。因为存在这种关联，我们讲调节的时候，就必须考虑集合，也就是眼位。

眼位是视功能中非常重要的因素，对眼位的掌握和调整是配镜过程中的重要环节，也是一个专业视光师的核心竞争力之一，具有很高的专业性。对于普通家长，掌握这部分内容是非常困难的，通过简单通俗的讲解，可以帮助大家掌握基本概念，如果孩子存在视疲劳、斜视、重影等问题，建议向专业视光师咨询求助。

眼睛在注视远处的物体时，双眼会平行向前看，但眼睛在不看东西时，其实并不是始终保持平行向前的，而是会在眼肌一定的生理性张力下（张力性集合），待在初始静息眼位，或偏内一点，或偏外一点，我们用远距离隐斜视度来记录这个初始静息眼位，+2 △代表内隐斜 2 个棱镜度，−3 △代表外隐斜 3 个棱镜度。

当眼睛注视一个 40cm 的近处视标时，眼睛自然要内聚（集合）。眼球向内转动的过程，可以分为 3 段：第一段是条件反射，第二段是联动，第三段是查缺补漏。

第一段先是发生近感性集合，这是心理上对目标趋近的反应，类似一种条件反射性的集合。

然后再发生第二段——调节性集合，看 40cm 距离需要 2.5D 的调节量，这 2.5D 调节所联动的集合，就是调节性集合，可以用 AC/A × 所需调节力来计量。此时眼睛所处的位置，并不一定正对视标，视线与视标之间的差值，就是近距离隐斜视度。

此时，经历了上述集合之后，眼睛还没有正对视标，还需要再进行第三段——融像性聚散，让眼睛最终对正视标，产生双眼共同视。这个融像性聚散的量，就是不改变调节，不与调节联动的集合或者散开的能力。如果此时视线在视标外侧，就需要正融像性集合；而如果此时视线在视标内侧，就需要负融像性散开，最终使得视线可以对正视标（见图 4-23）。其实这个融像性聚散就是眼睛对眼位的一种容错，就是把前两段自然集合没对正的那点差距给找齐了，这个容错能力也需要有一定的储备，一般要大于近距离隐斜视度的 2 倍。当然，每只眼睛的容错能力是不同的。记录融像性聚散的指标正常值（见表 4-2），因为分为远、近两种情况，所以融像性聚散需要远、近分别检查和记录。

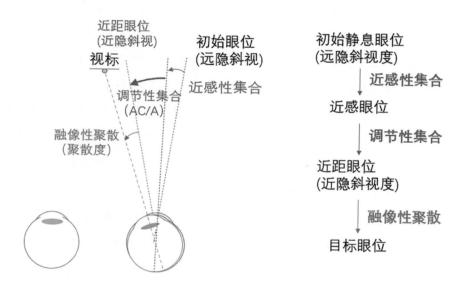

图 4-23　眼位调整的过程示意图

表 4-2　融像性聚散度正常值

融像性聚散度 正常值	模糊点	破裂点	恢复点
远 BO 远融像性集合	9	19	10
远 BI 远融像性散开	X	7	4
近 BO 近融像性集合	17	21	11
近 BI 近融像性散开	13	21	13

当初始眼位、调节性集合、融像性聚散这些指标中一项或者几项存在异常，最终无法让双眼同时对正视标时，孩子就可能出现显性斜视、严重视疲劳等问题。反过来，当检查出斜视问题时，医生也需要抽丝剥茧，检查出到底哪个环节出现问题，并给予相应的训练，必要时还可以手术治疗。

理解了这些之后，我们再回头看看调节力的指标。

AMP 是单眼分别测试，与眼位无关，检查的是每只眼睛的最大调节能力。

PRA 是双眼一起测试，是在固定的 40cm 距离，固定了调节性集合，看眼睛还能调动多少调节，这就是在模拟孩子自然阅读状态下一种比较真实的状态。PRA 过低除了调节力量比较弱，还有可能是集合过强，存在近距离内隐斜，眼睛不敢再调动更多的调节，否则会加剧集合，超过负融像性散开的能力时，就会打破融像了。但只要 PRA 低，不管是调节力量弱还是集合过强，都是导致近视发展的不利因素。

Flipper 调节灵敏度是单眼和双眼都要测试。有的孩子单眼能过，但双眼会出现重影而无法通过，原因就是翻转拍上的正 / 负透镜会驱使晶状体改变调节，从而减少 / 增加调节性集合，当这种改变超过了孩子的融像性聚散的代偿能力时，就会打破双眼融合从而出现重影。

出现上述问题的孩子，往往存在远距离或者近距离较大的隐斜视或者融像性聚散的异常，Worth 4 孔灯是一种简单的隐斜视测试方法，当双眼观察到的不是 4 个点时，需要进一步检查隐斜视、单眼抑制等视功能问题（见图 4-24）。

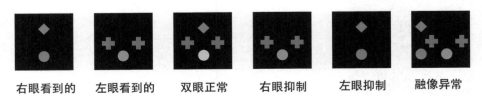

右眼看到的　左眼看到的　双眼正常　右眼抑制　左眼抑制　融像异常

图 4-24　Worth 4 孔灯检查分析图

小贴士

> 正相对调节（PRA）低、调节反应（BCC）高、Flipper 调节灵敏度低、近距离内隐斜等调节力异常是近视发展的危险因素，可以进行适当的调节力训练，延缓近视的发展。

30 调节力训练

现在的孩子每天都有比较长的近距离用眼时间，要记笔记、写作业、阅读书籍，还要用手机、平板电脑上网课，当然还有必不可少的游戏娱乐时间，这对调节力提出了不小的要求。用眼距离越近，对调节力的要求越高，可以用一个数学公式来概括这个过程，就是"总刺激量＝滞后量 × 时间"。门诊中经常会遇到调节力比较差的孩子，他们近视发展的速度也比较快，让人非常担心。

有个 9 岁的小患者，是家里的独生女，父母对她寄予了很高的期望，每天都给她安排了琴棋书画各种不同的课外班。早在一年前，孩子开始抱怨自己弹琴的时候看五线谱觉得很累，有时候会出现"跳行"，眼睛也经常胀痛难受。当时父母没有在意，觉得孩子是怕辛苦才会这样说，有时候自己给孩子用点舒缓眼疲劳的眼药水。随着时间的推移，他们发现孩子真的看不清了，所说的眼睛的各种不适也都是真的，他们才意识到孩子确实有很严重的视力问题，才想到去医院做检查，报告提示调节力严重不足，还出现了外隐斜，这让父母后悔莫及。

每每遇到这样的小患者，医生都会感到很心疼，面对追悔莫及的家长也是万般无奈。所以，我们在抓近视防控的时候，要关注到调节力这个因素。正向调节力就是睫状肌的肌力，就像我们可以用哑铃锻炼肱二头肌的力量一样，睫状肌也可以通过特殊的训练来加强。

最简单的调节力训练方法，就是拿一个视标放在近处，一个视标放在远处，然后交替注视即可，但这种方法比较难量化。

可以定量地进行调节力训练的辅助装置有很多，如手动翻转拍、自动翻转拍、直线机、调节力训练仪，还有 VR 训练仪。最基础的训练设备是手动翻转拍，它也叫双面镜或者蝴蝶镜，是由度数相等的正负两对球镜组成的，用正镜时可以让睫状肌放松，用负镜时可以让睫状肌紧张，就跟放下、举起哑铃是一样的。可以从 ±1.5D 开始训练，逐渐向 ±2.0D、±2.5D 递增，从大视标向小视标变化，反复训练可以改善调节速度、增加调节幅度，进而改善调节滞后和调节功能的不足，同时还可以训练睫状肌放松的能力，改善视力。孩子训练的时候，最好选择圆柄的翻转拍，这样翻转起来更容易，孩子操作更方便。

通常建议让孩子先从手动翻转拍开始训练，常规的一组翻转拍训练包含单眼各 4~5 分钟，双眼 4~5 分钟，总时长 12~15 分钟。刚开始时可以每天 1 组 12~15 分钟，坚持 20~30 天，调节力就可以改善，然后可以改为每周 2~3 组进行维持。等孩子能配合和理解这种训练方法后，可以逐渐过渡到自动翻转镜或者 VR 调节力训练仪。

自动翻转镜形式多样，有上下翻转的镜片，有十字交叉翻转的镜片，也有两个复合镜片左右移动实现度数变化的，佩戴方式上有头戴式和眼镜式（见图 4-25），都可以使用，注意尽量选择轻便型的产品。VR 训练内容相对有趣，孩子更容易配合。VR 设备虽然是电子屏幕，但早有研究表明，VR 设备不会促进儿童近视的发展，家长无须担心。选择 VR 训练设备时，也要重点关注尺寸，现在已经有非常小巧的 VR 训练仪可供选择，不要买头部很大的设备，孩子嫌沉，不喜欢用，放在家中很容易吃灰。

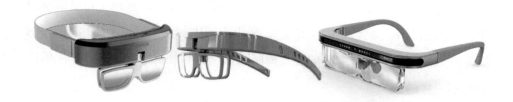

图 4-25　头戴式和眼镜式自动翻转镜实物图

直线机在视力保健机构比较常用，也有小型化设备适合家用，其基本原理与翻转拍是一样的，用光学透镜加距离模拟远近交替的视标，让睫状肌紧张和松弛，力量得到增强。

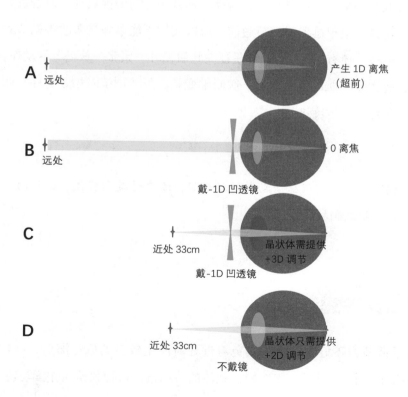

图 4-26　近视看近处不戴镜示意图

　　另外，我们要提醒孩子，如果孩子有近视或者散光，要戴上自己的眼镜进行翻转拍训练。翻转拍的镜片要贴近眼睛，因为镜片离眼睛的距离会影响实际的效果，比如说200度的镜片离眼睛远一点和靠近了看，实际产生的度数是不一样的。

　　调节力训练虽好，但也有两个不容忽视的缺点。第一，花费的时间较长，而孩子每天要完成的任务太多，可能挤不出时间训练；第二，调节力训练需要长期坚持才有效果，要是孩子缺乏耐心，家长又没有注意监督，也有可能导致半途而废。就像成年人去健身房锻炼减肥，开始的想法不错，看上去也很有信心，可最终坚持到底的人却不多。

　　调节力训练的作用是减少调节滞后的失分，因为同时训练正负向调节，所以对缓解调节痉挛（假性近视）有帮助，具备一定的增视效果。但看近处时，调节力再强，也很难形成调节超前，所以我们不能单独指望改善调节力来治疗真性近视。还有，调节力训练是让睫状肌循环"紧张—放松"的动作，前面讲过，每次睫状肌的紧张都是一次眼轴变长，虽然训练时松紧有序、张弛有度，但仍然不宜过度进行。

小贴士

　　调节力训练建议从手动翻转拍开始，逐渐过渡到轻便、易用的自动翻转拍或翻转镜。

31 读写镜

　　当孩子调节力不好时，为了避免看近处时产生较多的成像滞后，我们可以给眼睛加一个"正镜"，来减轻晶状体的劳动量，这种眼镜叫作读写镜。读写镜一般只能用于看近处，看远处会感到头晕。

　　这里所说的"正镜"，是相对于正视眼而言的，如果孩子是 –1D 近视，就还需要做个换算。戴 100 度近视镜时，成像点会向后移动到视网膜上，孩子眼睛整体的屈光状态可以认为跟不近视的孩子是一样的（见图 4-26-B）。戴镜看近处 33cm 时，晶状体需要提供 +3D 的调节（见图 4-26-C）；此时如果看近时不戴 –1D 的近视镜，那晶状体只需要产生 +2D 的调节就能看清 33cm 的物体（见图 4-26-D）。也就是说，对于 –1D 近视的孩子，看近处时不戴镜，其实就相当于戴了 +1.0D 的读写镜，晶状体可以少提供 1D 的正向调节。同理，如果是 –5D 的近视患者，看近处时戴 –3D 的近视镜，就相当于戴了 +2D 的读写镜，晶状体就可以少提供 2D 的正向调节。

　　佩戴读写镜，或者低度近视时看近处不戴镜，可以把成像点有效前移，看起来是个简单的防控手段，但在临床应用中还是存在一定的顾虑和限制，因为看近处不仅仅是调节焦距那么简单，还有眼位的问题。

　　眼睛在注视某个物体时，双眼的视线存在一定的夹角。望远时，这个夹角非常小，双眼的视线几乎是平行的。看近处的物体时，这个夹角就比较大了，看 33cm 物体时，双眼都要向内转动约 9 △（棱镜度），这个叫作集合（见图 4-27）。也就是说，看近处时，除了晶状体需要变凸发生正向调节

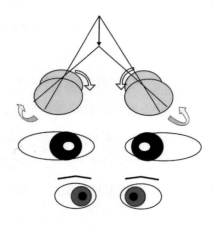

图 4-27　调节与集合示意图

以外，眼球还需要按照一定比例内聚（集合），调节和集合之间存在密切的关联，在医学上叫调节集合反射。很明显，不同的阅读距离，对应的调节和集合是不同的，而且眼睛的调节和集合之间存在一定的比例，叫作 AC/A（一定的调节所对应的集合量）。

佩戴读写镜，或者低度近视看近处不戴镜，调节和集合之间本来协调的关系会被人为打破，长期佩戴的话，可能会引发外隐斜等问题。所以正规验配读写镜，要考虑孩子的用眼距离、隐斜视、AC/A（这两个参数个体差异很大）等因素，在正镜基础上匹配适度的棱镜，才能配出不会有害处的读写镜。可即使这样的读写镜，孩子戴上也只能看近处某一个固定的距离，离开这个距离就会觉得"很晕"，所以很多孩子会有些抗拒。

近距离读写镜有两种。一种是双光镜，镜片上面一个度数用于看远处，下面一个度数用于看近处，下面一般是在上镜的基础上加了 +1.5~+2.5D。双光读写镜的验配是很专业的一个问题，需要考虑到孩子的隐斜视、AC/A 等参数，以及要不要加棱镜，需要根据佩戴者的视觉需求进行个性化的验配。这些数据能不能测，测得准不准，都会影响孩子佩戴的结果，甚至加速近视的发展，这一点直接限制了双光镜的推广和使用。如果是公用版的双光镜，给所有孩子用，就会对某些有眼位异常的孩子产生风险，出现调节功能紊乱、集合功能紊乱、视疲劳等问题。因为双光镜是需要长时间佩戴的，这种风险也会加大，所以临床上常规并不推荐使用双光镜。

另一种是单光读写镜，只在高强度的近距离阅读，像写作业、弹钢琴的时候佩戴，风险会小一些。因为佩戴的时间不是很长，通常每天限制在 1.5 小时以内，所以不会导致明显的调节集合功能紊乱。这种单光镜，通常是要加棱镜度的，加多少棱镜度需要考虑孩子的眼位以及隐斜视的情况。对于高 AC/A 和低度近视的孩子来说，看近处可以完全不戴眼镜。因每个孩子的情况不同，所以要根据具体情况进行个性化的选择。总之，读写镜的验配是专业度很高的，有时甚至要采用不同的设计来满足不同的视觉需求，很难做到所有的孩子用同一种读写镜，这就无形中增加了推广的难度和成本，也增加了家长们的经济负担。

读写镜的验配存在一定的门槛和限制，一般多在孩子调节力提不上来的情况下使用。平光周边离焦镜验配相对简单，远近通用，可以减轻看近处时的负荷，还可以带来一定的加分，成为不少医生推荐的解决方案，适合调节力相对正常的孩子预防近视使用。

小贴士

　　调节力差的孩子，训练效果不佳时，可以使用读写镜看近处，减少近距离用眼的刺激，延缓近视的发展。

32　阿托品的功效

我们期待未来出现近视阻断药物，可以帮助我们彻底解决近视问题。就目前而言，阿托品是为数不多的经过循证医学验证能控制近视发展的药物，它可以让脉络膜和巩膜增厚，从而抑制眼轴的增长。

对于阿托品在防控近视方面的应用，国内外已经进行了大量研究。其中有一项研究比较经典，揭示了阿托品防控近视的机制[29]。在使用阿托品前，他们对 20 名近视儿童进行了短期的视网膜离焦（成像超前和滞后）试验，一组孩子的成像在视网膜前面，脉络膜相应增厚了（成像超前组）；另一组孩子的成像在视网膜后面，脉络膜相应变薄了（成像滞后组）。

之后，他们每天给予这些儿童的单眼 0.3% 的阿托品（另一只眼作为对照组），然后在使用 1 周后、3 个月时、6 个月时进行了同样的实验。考虑到高浓度阿托品可能会引起畏光、阅读困难等不适症状，这些儿童外出时需要打遮阳伞或戴太阳镜，阅读时可以使用读写镜。

这项研究得到了怎样的结论呢？那就是，0.3% 的高浓度阿托品可以使脉络膜增厚约 20 μm。可以肯定的是，阿托品对脉络膜增厚有着正向的促进作用，这种作用可以和成像超前叠加，能够让脉络膜增厚更多，所以在使用阿托品一周后，成像超前组的孩子整体脉络膜发生了进一步增厚。在成像滞后组，研究发现阿托品还能阻断成像滞后对脉络膜的负面影响，成像滞后并未使得脉络膜变薄。也就是说，阿托品本身就对脉络膜有益，然后还能识别外界的因素，好的来者不拒，坏的提供保护。这么神奇的表现说明，怪不得高浓度阿托品能够提供高达 70~80 分的防控功效。

阿托品具有明显的浓度依赖性，高浓度阿托品功效强，但会导致散瞳、畏光和调节障碍，这些副作用导致其临床应用受限，而且浓度越高，停用的反弹越严重。而换用低浓度阿托品，副作用就小多了，停用后的反弹效应也比较轻，所以低浓度阿托品成为临床使用更多的防控药物。

评价近视发生风险时，有一个指标叫作"一过性近视"（NITM），是指近距离用眼一段时间后诱发的短暂性近视。先让孩子看近处一段时间，比如看手机、看平板电脑或看书等，再看远处，然后使用开放式验光仪连续监测眼睛的屈光度，这样就可以评估眼睛恢复远视力的时长。研究结论告诉我们，不同人的恢复能力是不一样的，一般恢复能力越弱，近视风险就越高。有一项研究观察了低浓度阿托品对 NITM 的影响，发现用 0.01% 的阿托品可以减少 NITM[30]。

低浓度阿托品的具体防控效能是怎样的呢？研究结果表明，低浓度阿托品同样有浓度依赖效应，比如使用 0.05% 的阿托品之后，近视度数增长相对较少，而使用 0.01% 的阿托品则增长较多。假如给低浓度阿托品的近视防控效果打分的话，0.01% 的阿托品大概能得 27 分，0.025% 的阿托品能得 35 分，0.05% 的阿托品能得 40 分 [31, 32]。

2021 年，一项研究观察了这三种浓度阿托品与年龄之间的关系。它采用的样本量更大，纳入了 350 名儿童；在设计上也更加合理，将这些儿童按照年龄层（4~6 岁、7~9 岁、10~12 岁）和性别平均分为 4 组，前三组每天晚上分别点一种浓度的阿托品，第四组是对照组，点的是安慰剂。经过两年的观察后，这项研究有了一个重大发现，即年龄也是影响阿托品效能的主要因素，不同的年龄适用不同浓度的阿托品[33]。

这项研究带给我们的启发是，在选择低浓度阿托品的浓度时，要充分考虑孩子的年龄。年幼的孩子（4~6 岁）具有很大的调节幅度，阿托品引起的瞳孔散大、调节力降低等副作用的影响相对较小，应该用相对高浓度的阿托品。建议 6 岁的孩子用 0.05% 的浓度，8 岁的孩子用 0.025% 的浓度，10 岁的孩子用 0.01% 的浓度，最终的近视防控效果是相近的。

结合众多研究成果，我们可以得到如下结论：高浓度阿托品（1%）的防控作用非常强效，甚至可能缩短眼轴，有效率能达到 80%；当浓度降到 0.3%~0.5% 时，有效率会下降，大概能达到 70%；当浓度降为 0.01%~0.05% 时，有效率会降到 27%~40%，但副作用会明显减轻。

我们可以将阿托品和红光治疗、角膜塑形镜对比一下，红光治疗的有效率一般大于 80%，角膜塑形镜一般在 55%~60% 之间，这样看来，低浓度阿托品的效能就稍显不足了。所以，目前对于近视的孩子来说，低浓度阿托品更适合作为一种辅助方法，而将角膜塑形镜或是红光治疗作为主攻手段，防控近视的效果才会更加明显。如果我们单纯使用低浓度阿托品，很难达到让近视不发展的理想效果。

阿托品需要长期使用才能起到防控作用，有些家长会有点担心，生怕长期用药会给孩子的眼睛带来一些潜在的伤害。比如有家长上网查询一番之后，会问：长期使用阿托品，会不会引发青光眼呢？

阿托品是慢速散瞳常用的药物，而在临床中，散瞳的确有可能引起青光眼急性发作，这也被称为"急性闭角性青光眼"，表现为散瞳后，突然出现眼压高、头痛、恶心等症状，甚至会引起失明，但是这种情况只会发生在成年人身上，绝大多数还是中老年人，发生的概率也是特别低的，大概 20000

例中仅有 1 例。因点散瞳药引发儿童青光眼的案例，文献检索中只见到 1 例，作为罕见案例进行了报道，大部分眼科医生从医生涯中都没有见过，所以家长不必过于焦虑。

散瞳引发青光眼也是要有一些生理前提的。首先，周边房角要比较狭窄，这样瞳孔散开时，房角会更加"拥挤"，才可能让眼压升高。所以，在临床上，做散瞳的时候，我们要用裂隙灯看一看前房深度、周边前房、房角的宽度，才能决定要不要做散瞳。

其次，瞳孔在散大到一定程度时，会引起"瞳孔阻滞"，就是瞳孔和晶状体贴得很紧，让房水没有办法顺利地从瞳孔流入前房，有可能造成虹膜后面的压力增高，导致眼压升高。晶体比较硬的时候才会发生这种阻滞机制，而儿童、青少年的晶体是有一定柔软度的，几乎不会引起瞳孔阻滞，也就不会造成眼压升高。所以，不管是为了做验光检查使用散瞳药，还是平时为了近视防控使用低浓度阿托品，我们都不用担心会引起孩子青光眼急性发作。

当然，为了谨慎起见，长期使用低浓度阿托品的孩子，还是需要定期复查一下眼压，有必要的话还要查一下视神经、纤维层厚度等。在这方面，临床上还没有明确的官方指南，常规标准是超过 24mmHg 的眼压就不建议用低浓度阿托品，如果眼压低于这个水平，使用低浓度阿托品是不用担心青光眼发作风险的。

最后，还要提醒家长们，由于低浓度阿托品会在一定程度上影响孩子的调节力，所以在使用期间，我们还需要补上调节力训练，才算是补齐了低浓度阿托品的"短板"。当然，不管采用什么浓度的阿托品，我们都要在专业医生的指导和监督下进行，不能随意购买使用。

小贴士

　　阿托品的效能存在明显的浓度依赖，当使用阿托品进行近视防控时，建议浓度为：6 岁儿童使用 0.05%，8 岁儿童使用 0.025%，10 岁儿童使用 0.01%。

33　眼压对近视发展的影响

　　为了孩子的健康成长，家长们可以说操碎了心，可即便如此，还是有很多家庭无法避免孩子出现近视问题。

　　曾经有家长反映，家族没有近视问题，孩子用眼也特别注意，可还是近视了，这让家长百思不得其解，产生了焦虑情绪。后来带孩子去查了眼压，终于找到了近视的原因，孩子眼压 25mmHg。眼压是近视防控工作中容易被忽略的因素，这一节我们就讲讲眼压和近视的关系。

　　大家可以想象一个过程：首先，成像滞后会给眼睛发出一个刺激信号，让眼睛知道自己得"变长一点"，于是，眼睛会通过调控脉络膜的血流，让脉络膜变薄一点，血供减少一点，这样巩膜收到的营养就会减少，也会慢慢变薄，最后在眼压的作用下，把眼球撑大，实现眼轴的增长。这就是近视发展的一个基本过程。我们可以看到，在眼轴拉长的过程中，眼压扮演了一个非常重要的"执行者"角色。

　　再者，脉络膜里是有血流的，当眼内压升高的时候，血管就会被眼压"压扁"一点。也就是说，眼压还会影响眼睛的灌注压。当眼压高的时候，灌注压相对偏低，也会影响巩膜的血供，造成巩膜营养的下降，使它变薄，在眼压的"支撑"下，眼轴就会加速增长。

　　眼压与脉络膜的昼夜节律变化，也印证了两者之间显著的关联。在一项针对儿童的研究中，研究者们发现，眼压与脉络膜的昼夜节律变化高度一致，眼压高时，眼轴长，脉络膜薄，反之亦然[34]（见图 4-28），这也可以说明眼压对脉络膜的影响。

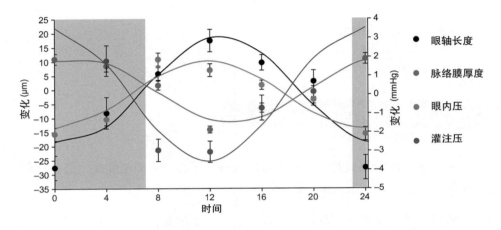

图 4-28　眼轴、眼压、脉络膜和灌注压的昼夜节律变化示意图

　　从大量人群的测量数据来看，正常的眼压值大概是在 10~21mmHg 之间。不过，就像每个人的身高各不相同，眼压也会有个体的差异。在生活中，我们发现有的孩子基础眼压就是 22~24mmHg，有的孩子却只有 12 ~ 13mmHg 的水平。我们可不要小看这点数字差异，因为还有 5mmHg 左右的眶内压在抵抗巩膜的拉长，眼压减去眶内压才是巩膜真实承受的压力（见图 4-29）。举个例子，一个孩子的基础眼压是 10mmHg，另一个孩子是 20mmHg，我们可以简单计算一下巩膜感受到的向外"撑"的压力，分别是 10-5=5mmHg 和 20-5=15mmHg，可见两个孩子的巩膜承受的压力竟然能相差好几倍，他们近视发展的速度自然也是不一样的。

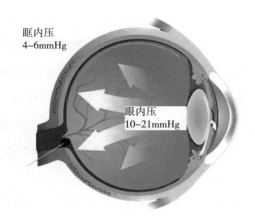

眶内压
4~6mmHg

眼内压
10~21mmHg

图 4-29　眼压与眼轴的关系示意图

在临床中，眼压与近视尤其是高度近视之间也存在显著的关联。眼压偏高的孩子，近视发展快；在成年的高度近视人群中，开角型青光眼的发生率也明显高于正常人[35]。

看到这里，有的家长一定会有恍然大悟的感觉，原来眼压和近视发展的关系这么密切，所以我们千万不能忽视它。这一点对高度近视的孩子更加重要，因为我们在高度近视的人群中发现，生理性的高眼压是很普遍的。孩子基础眼压较高，也会出现近视发展速度比较快的现象。

那么，有什么方法可以帮助孩子降低眼压呢？很多研究发现，有氧运动有利于降低眼压[36]，2017 年一项针对 111 名女大学生的研究表明，有氧运动强度为最大心率的 64%~75% 时，非近视和中度近视组眼压下降明显[37]；高度近视组眼压调节的运动强度要高于非近视和中度近视组，30 分钟中高强度有氧运动引起的眼压下降可维持 2 小时以上。可见，运动对孩子来说真的好处多多，不仅强身健体，对护眼也有帮助。家长们可以鼓励孩子多进行跳绳、篮球一类的有氧运动，如果再结合有阳光的户外活动就更加完美了。

除了多运动，能否通过眼药水降低眼压来防控近视呢？从理论上讲当然是可行的，在很多动物试验中也取得了积极的效果，但就目前而言，用降眼压药物来预防近视增长，这方面的临床应用和科学研究主要还是针对成人的。例如，近视度比较高的人在做完准分子激光原位角膜磨镶术后，可以应用一段时间的降眼压眼药水，能够明显地减少未来的反弹，这是安全可靠的，有大量文献证实。可是对孩子来说，能不能长期应用一些降眼压的眼药水呢？这个还存在一定的争议，需要考量儿童长期使用降眼压药物的一系列问题（如过敏、干眼症、眼红等可能出现的不良反应）综合评估收益和风险。虽然只在动物试验中验证了降眼压对近视防控的功效[38]，针对儿童的人群试验还没有得到确切的结论，但当前已经有不少医生将降低眼压作为近视防控的环节之一，主张将孩子的眼压控制在 16mmHg 以下，并取得了一定的防控效果。通常建议基础眼压过高，如多次监测眼压在 22mmHg 以上的孩子，在其他近视防控手段效果不佳时，可以进行药物降压，常用的药物有布林佐胺噻吗洛尔滴眼液。前列腺素类降眼压药物也有医生在使用，如不含防腐剂的单剂量包装他氟前列腺素滴眼液，相对适合给孩子长期使用。需要指出的是，降眼压药物的使用，目前还没有在眼科界达成共识，只有部分医生支持，家长们还需要遵循医嘱。

这里还要提醒一点，眼压并不是一个稳定不变的数值，而是存在 5~8mmHg 的日间波动，我们每天早上、晚上去测量，得到的结果可能不一样。有的时候孩子情绪比较激动，吹气时比较紧张地挤眼睛，也会让眼压受到影响，所以单独一次测量，发现孩子眼压较高，家长也不必担心。我们得进行多次测量，才能知道孩子的基础眼压值大概是个什么水平。此外，非接触的吹气式眼压计是存在误差的，孩子角膜的厚度会影响测量结果的准确性。如果孩子角膜特别厚，需要进行矫正，计算公式为：

真实眼压 = 测量眼压 −（角膜厚度 −550）÷ 14

例如，厚度 580μm 的角膜，真实眼压比测量值要低 2~3mmHg。

如果有条件，也可以做角膜生物力学检查，这项检查可以得到更准确真实的眼压值。

小贴士

　　降眼压药物可以延缓近视的发展。对于生理性眼压偏高的孩子，当 4L 疗法效果不满意时，可以加用降眼压药物联合防控。

34　到底什么颜色的光对眼睛有益？

　　光的颜色与近视之间的关系密切而神秘，研究者们长期关注和探索，但始终未能完全解密。本节将近年来的很多研究发现给读者们梳理一下，这样家长们在看科普资料的时候，可以减少一些迷茫。期待未来科学家们能在颜色领域取得突破，给近视防控带来更简单、更有效的方法。

　　首先，我们讲一下单色光对近视的影响。

　　在大范围的动物模型中进行的实验表明，单色光照射下的彩色离焦可以影响眼轴生长。例如，豚鼠、鱼和小鸡在红光中会发生近视，而在蓝光中会发生远视。一段时间内，研究者们用纵向色差理论解释这种变化，即蓝光波长短、成像偏前，红光波长长、成像滞后。然而，在恒河猴和树鼩身上没有观察到这种效应，提示可能存在物种差异，或其他非纵向色差机制的作用。

　　一些研究还考察了透镜引起的离焦及不同单色光对眼睛生长和屈光度的综合影响，除了恒河猴的结果外，其他物种（小鸡、豚鼠和小鼠）的结果表明，即使存在透镜诱导的远视离焦，紫光（380nm）和蓝光（470nm）仍然会抑制眼轴的生长。关于不同颜色的单色光对不同动物眼轴的作用，众多研究之间的结论并不一致，总结在图 4-30 当中，可以一目了然。

　　2021 年，印度学者进行了一个实验，让 29 名成年人在纯蓝光、绿光和红光以及正常照明下观看 3m 处的视频（见图 4-31），最终证明暴露于蓝色的单色光环境中，即使佩戴负镜制造成像滞后，仍然可以帮助缩短眼轴（见

图 4-32）[39]。

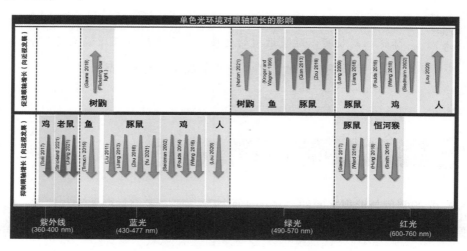

图 4-30 单色光照射对不同物种屈光度的影响论文汇总图

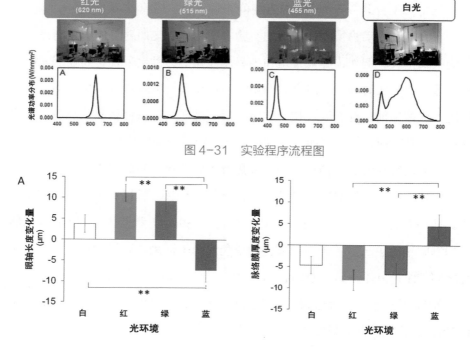

图 4-31 实验程序流程图

图 4-32 光照 1 小时后，眼轴长度和脉络膜厚度的变化示意图

研究者们为解释这些现象，提出了一些假说。比如：人的眼睛有 S、M 和 L 三种类型的视锥细胞，分别对蓝色、绿色和黄绿色敏感（见图 4-33）。最近，美国学者 Gawne 和 Norton 提出了一个对立的双探测器光谱驱动模型，认为在单色光体系中，与纵向色差相关的色觉信号并不是调节眼轴短期变化的原因，视网膜中 S 型和 L 型敏感视锥细胞产生的图像对比度可能在调节眼球生长中发挥主要作用。

2022 年发表的一篇研究表明，色盲人群的近视发生率要明显低于健康人群[40]，这也提示了驱动眼轴增长的靶点可能就在某种色觉敏感的视锥细胞上。

虽然有诸多研究发现，但总体上讲，为何单色光可以调控眼轴的增长，目前还没有公认的原理解释。

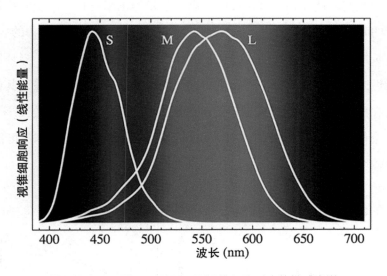

图 4-33 S 型、M 型和 L 型视锥细胞对应的敏感光谱

根据目前研究中观察到的这些蓝光效应，科学家们推测，在人工条件下操纵光谱也可能影响眼睛的生长和屈光变化。波兰学者 Czepita 报告说，与类钨照明（发射光谱接近红光）相比，使用荧光照明（发射光谱接近蓝光）

的儿童远视的患病率更高。此外，还有人提出，在近距离工作时，阅读吸收较长波长的纸张或使用蓝色滤光片可能对眼睛有保护作用。类似地，最近还有人开发了用于控制近视的短波长透光眼镜。

看到这里，可能有的读者要蒙了：不是一直都说要防蓝光吗？怎么蓝光还对近视防控有好处了？

别着急，上面讲的都是纯色光的研究，我们日常生活中毕竟没有多少纯色光环境。关于日常光环境的研究，我们继续解读。

2021年，中国科学院、清华大学张洪杰院士团队发表了一篇文章，用32只幼年恒河猴研究了不同光谱组成的照明环境对眼轴发育的影响[41]。这项研究表明，在富含深红光的低色温光谱（见图4-34-A中的红色光谱图）下生活的幼猴，眼轴生长最缓慢（见图4-34-B）。

这与我们的认知相一致，可以用纵向色差理论来解释。环境光线各种光谱都有的时候，会以最优势光谱、最强空间对比度的图案作为主力的成焦面，比它波长短的光会成像在前面，比它波长长的光会成像在后面。当环境灯光是功能性光谱（见图4-35）时，主力成焦面在波长较长的红光段，其他的光就会落在视网膜前，造成成像超前的近视离焦效果，给近视防控带来加分。还有一个解释是，其提供的较多650nm附近波长的深红光，本身可能具备抑制眼轴增长的效应。

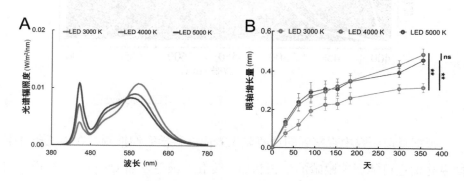

图4-34 不同色温LED照明对幼猴眼轴增长影响示意图

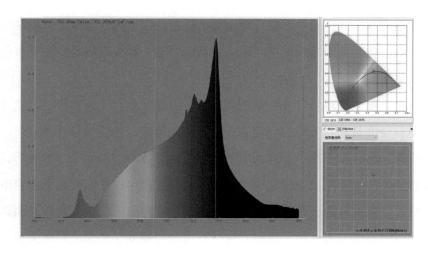

图 4-35　深红光为主的功能性低色温光谱图

根据现有的证据，我们可以这么理解：窄带单色光谱下，视锥细胞上的特定受体可能更多地影响眼轴发育，而宽带日常光谱下，纵向色差原理则占据主导地位。目前大多数护眼台灯和吸顶灯的色温都低于 4000K，大概就是这种原理。

期待科学家们尽快揭开颜色与近视内在关联的神秘面纱，探寻基于颜色的更好、更有效的防控手段。

小贴士

混色光环境下，低色温的光谱更利于近视防控；单色光环境下，蓝色光可能对近视防控更佳。

35　睡前护眼，你做对了吗？

夜晚时分，孩子免不了要进行阅读、学习等用眼活动，很多孩子晚上用特别冷白的灯光，睡前读绘本、看平板电脑、写作业，困了直接关灯睡觉。

很多人没有意识到，这种习惯可能也在助长近视。因为这个时段的用眼所产生的影响，会延续影响睡眠期间眼睛的状态，有一些夜晚用眼的注意事项值得大家关注。

首先，要注意环境灯光和桌面台灯的色温和亮度。一天当中，自然光线的色温和亮度是存在节律性变化的。早晨阳光偏暖，色温一般在 4000K，照度较低；正午阳光色温可达 5000K 以上，照度可达 10 万 lux 以上；然后，到傍晚再降低。眼睛早已适应这种变化。很多研究指出，夜间灯光色温应不大于 4000K，否则可能会影响褪黑素的分泌，影响睡眠质量。夜晚的光照强度也不应过强，研究者分析了精神兴奋性脑疲劳与照度、色温之间的关系，认为桌面照度 1500lux 较为适宜，不应超过 2000lux，色温不大于 4000K 较为适宜 [42]。

其次，睡前 10 分钟，应该把眼睛调整到最放松的状态，然后保持这种状态入睡，因为眼睛保持某种状态进入黑暗后，该状态会维持数小时的时间。研究者给动物戴上正镜，制造成像超前，此时脉络膜增厚，眼轴缩短，然后进入黑暗，黑暗中不再有视觉信号刺激。正镜其实不再起作用，但研究者发现，脉络膜增厚的状态直到 3 小时之后才逐渐消退，眼轴缩短的状态则持续了 10 个小时。研究者又给动物戴上负镜，制造成像滞后，此时脉络膜变薄，眼轴变长，进入黑暗后，发现脉络膜变薄的状态持续了 2 个小时，眼轴增长的状态则持续了十几分钟（见图 4-36）。英国学者 Nickla 等在 2017 年进行的研究也得到了同样的结论 [43]。

有的朋友可能习惯睡前看会儿手机，甚至可能还黑着灯看，看困了关机睡觉，这其实对眼睛很不好。成年人的巩膜已经比较硬了，对近视影响不大，但如果孩子养成这种睡前阅读、然后直接入睡的习惯，可不是好事。睡前应该引导孩子做一些放松睫状肌、扁平晶状体的动作，如望远、戴雾视镜望远或者观看远像装置。黑夜中也许没远可望，可以在孩子卧室中与床对角的天花板上贴一个视标，视标的大小以孩子在床上需要聚神凝视勉强可以看清楚为准。睡前让孩子注视这个视标 3 分钟，然后关灯入睡，这样可以帮助孩子在夜间保持一个较为健康的脉络膜厚度。

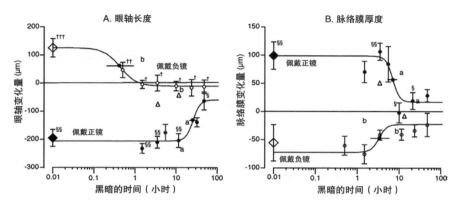

图 4-36 脉络膜和眼轴在黑暗中的恢复速度示意图

最后，睡眠时长也会影响近视。

韩国的一项研究对 3000 多名 12~19 岁的青少年进行调查，发现，睡眠时间大于 9 个小时的孩子，近视患病率明显低于睡眠时间少于 5 个小时的孩子；而且，睡眠时间每减少一个小时，近视度数就会增加 10 度。

我国的眼科学家也做过类似的研究。安徽省曾对 8000 多名 7~18 岁的中小学生进行过调查，发现，睡眠时间少的孩子中疑似近视的人数更多。

总结这些实例，我们就会发现，睡眠时间和近视之间有一种负相关的联系——睡眠时间越短，近视的发生和增长率就越高。

造成这种现象的原因非常复杂。有专家认为，睡眠不足打破了昼夜节律，降低了孩子的睡眠质量，会让植物神经出现功能紊乱，使得眼内睫状肌异常收缩，导致眼轴变长，形成近视。也有专家指出，眼压也有昼夜节律变化，白天眼睛一直在工作，眼压会处在相对较高的水平，导致眼轴增长；晚上深度睡眠的时候，眼压会下降，眼轴相应地缩短。要是睡眠时间不够，眼压不能如期地降下来，就有可能诱发近视。

总之，正确的睡前护眼和足够的睡眠时间，对近视防控意义重大，值得家长们关注。

小贴士

睡前进行促进脉络膜增厚和晶状体拉伸的护眼动作，可以让眼轴在睡眠中一直保持健康的状态。

36 各种眼操和训练有用吗？

给眼睛做体操，是一种比较奇特的护眼方式，在民间很有市场，有米字操、贝茨训练法、飞行员训练法、聚散球训练法等，当然还有我们每个人都做过的眼保健操。但其护眼的原理和功效，至今都没有一个清晰的理论。大家都知道身体需要多运动保持健康，那眼睛自然也应该多运动，所以给眼睛做做操，多活动活动，听起来应该是有益的。但这种听起来不错、又解释不清楚的方法，往往会成为不良商家虚假宣传的重灾区。

贝茨训练法、飞行员训练法是同一类方法，其中包含几个动作，如用手掌做眼周热敷，闭眼沐浴阳光，远眺、近看交替，后来还延伸出来一些手指训练法，其实对应的原理就是改善眼周局部微循环，接受阳光营养和训练调节力（主要是训练负向调节），来达到增视效果。这些训练其实并不是针对真性近视设计的，而是针对调节、融合和集合能力的，对调节痉挛（假性近视）有益。想想道理也不难懂，贝茨训练法是140年前提出来的，那个年代真性近视的人群很少，而且那时候人们还分不清眼轴/曲率性的真近视和调节痉挛性的假近视。因为对部分人群改善视力的确有效，人们也希望有这种便宜好用的"神技"，所以得以流传。

对于这类训练法，我们可以作为一种好的眼保健习惯教给孩子，例如下课时，进行一组训练，到教室外沐浴阳光，聚神凝望远处的树叶、楼尖、电线杆，可以有效缓解课堂的用眼疲劳，对近视的防护的确有帮助。

但习惯的养成并不容易，孩子可能经常处于提醒就训练、家长不催就忘记的状态，好像保护的是家长的眼睛而不是他自己的，令人抓狂，这方面医生也很难给予帮助。不过想想成年人自己的一些坏习惯，也可以释然。体检时查出三高，医生会给出减肥的建议，大家也都知道应该多运动，但医生不可能天天盯着大家去做运动，最终真正能把运动变成习惯的人只是少数。有时候去健身房借助健身教练的帮助和督促，倒是个坚持下去的助力。在眼健康领域，也有这样的"健身房"。有一些比较正规的视训机构，可以帮助孩子培养这种凝视望远的习惯，在经济条件允许的情况下，是可以考虑的。但正规的视训机构并不好找，家长要具有一定的知识储备，才能分辨清楚。正规的机构一定要使用视光语言和理论，进行标准的效果评价（必须包含眼轴），而不是自己建立一套理论去解释作用原理，然后用其独创的方法来评价效果。视训机构要把真正有效的内容传递给孩子和家长，做好孩子的健眼教练，不要故弄玄虚、夸大宣传和轻易否定医生给出的医疗建议。有些机构告诉家长千万不要戴 OK 镜，戴了会感染、失明、散光，这就属于拿个别或轻微的并发症吓唬家长的行为，是不可取的。

另外，也许是因为很难长期坚持，或是有些方法本身就功效甚微，这些健眼操对近视防控的功效至今没有得到循证医学支持，甚至有些方法，如眼保健操，在大样本研究中被证明没有起到多少近视防控的功效[44]，所以，对这些方法，眼科医生往往不置可否。考虑到这些方法经济成本很低，还是值得提倡，但不能独自担当近视防控的重任。

还有一类方法，是单纯的眼位训练，如米字操训练法，这里单独拿出来分析一下。

简单的米字操做法，就是双眼向"↖ ↑ ↗ ← → ↙ ↓ ↘"各个方向来回注视，活动眼球，还有一些辅助的训练灯或者训练棒来指引眼睛的运动。

米字操原本是一种活动颈椎的保健项目（见图4-37），不知何时被植入了眼保健的概念，变成了眼球的"米"字运动，成了一些科普文章中"飞行员都在用的护眼方法"。这类靠运动眼球来防控近视的方法，在民间广泛流传，但没有循证医学证据，也少有眼科医生支持。我们来仔细分析一下这类眼肌运动操的原理。

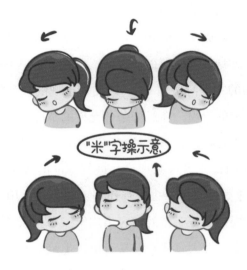

图 4-37　米字操示意图

眼球周围有6条肌肉（见图4-38），它们互相协同，负责控制眼睛向各个方向转动。眼球运动，训练的其实不是眼睛本身，而是眼外的这6条肌肉，理论上讲，跟近视是无关的。但之前提到过，眼部的血供情况对眼睛是有影响的，给眼睛

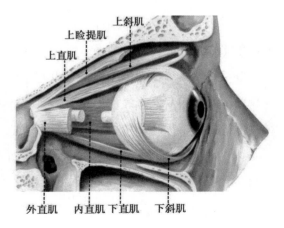

图 4-38　眼外肌示意图

供血的血管有一部分（睫状前长动脉）就埋藏在这些眼外肌肉中，在肌肉和眼球的附着点进入眼内，供应眼前段的血液，而晶状体—睫状肌联合体就在眼前段。所以，让眼外肌增加运动，理论上可以改善血供，从这个角度讲，的确可能有帮助。但我们的眼睛本来就是在时刻运动的，几分钟的训练所增加的运动量，对血供能有多大的提升，值得探究。

此外，我们还要考虑眼外肌收缩时对眼球的机械压力。6 条眼外肌中，有 4 条是在前后方向上的，分别叫作内直肌、外直肌、上直肌和下直肌，负责这 4 个方向上的运动，还有 2 条是垂直于直肌，在赤道部环抱着眼球（见图 4-38），叫作上斜肌和下斜肌，负责辅助直肌的运动。直肌的收缩是前后方向的，有轻微缩短眼轴的作用；而斜肌的收缩，是在勒眼球赤道部，会导致前后径（眼轴）轻微增长。有一些不得其法的动眼操，让眼睛向各个方向极限转动，有时上斜肌和下斜肌两条斜肌会同时进行收缩，可能会挤压眼球的赤道部，就像勒葫芦一样，给眼球造成机械性的挤压，从而给眼轴带来不利影响。

那眼睛往上、下斜肌收缩的反方向看，是不是眼球受到的挤压就小了？是的。但问题是，双眼大部分情况下是同向运动的，左眼看内，右眼就会看外，所以往反方向看也没什么用。最好的眼位，还是注视前方，凝视望远。靠眼球运动改善近视的说法，很难获得临床的认可。

小贴士

护眼操可以轻微地促进眼部血供，但对近视防控作用有限。一些不恰当的眼操，还可能起到反作用。

37　近视的"进攻"和"防御"

看到这里，家长们已经认识到了这样一个事实：

> 近视防控有两个关键的靶器官，分别是脉络膜和晶状体，其中脉络膜的厚薄决定了近视进展的速度，而晶状体—睫状肌联合体会影响屈光度，进而会对孩子当前的近视度数产生直接的影响。

如果把近视防控理解为一场长期的战役，促进近视发展的因素，就是战场上的进攻者。我们要给孩子建立防守的阵地，让他们拿起防御的盾牌，减轻进攻的锋芒。当进攻破不了防御时，近视自然就能控制住了。

近视防控的各种手段，就是对脉络膜和晶状体产生作用，从而帮助增强防御，有的是直接刺激，有的是间接刺激，这也就导致有些手段发挥的作用较强，有的作用则较弱。不管怎样，脉络膜越厚，这面盾牌就越不容易被进攻性因素击破，巩膜不会继续变薄，眼轴也不会快速增长。

另外，我们还要注意到，不同的防控手段需要付出的"代价"是不一样的，耗费的时间和精力是不同的，孩子的依从性也有好坏之分，可能会影响亲子关系的和谐，有的手段还存在一定安全性风险，获得的收益也会有一定差别。

在近视攻防战中，我们要寻找每一个个体的进攻性因素和防御性因素，努力增强"盾牌"的防护力，减轻进攻的锋芒。

孩子连续高强度近距离用眼显然是主要的进攻性因素之一，强调20—20—20原则，即每20分钟需要凝望20英尺（6m）以外的目标20秒钟，就是希望能够控制连续成像滞后的时长，减少进攻的锋芒。另外，孩子总是在室内活动，很少到户外玩耍，而室内空间又比较小，孩子只能看到很有限的距离，还无法接受阳光的沐浴，这些都对近视防控提出了挑战。

用眼距离越近，成像滞后就越严重，如果孩子调节力再差一点，把像往前拉的能力很差，那可以想象，成像点就会一直落在视网膜后面很远的位置，就给眼球发出强烈的信号，让它往眼轴增长的方向努力，这就是一种很强的进攻性因素。我们之所以强调"不要低头、歪头写字，要保持一拳一尺一寸的坐姿"，就是希望减少这种进攻性因素的锋芒。

遗传因素也是重要的进攻性因素，对一些有家族高度近视遗传史的孩子来说，近视防控的工作会更艰难，家长需要额外努力，尽早检查，小心提防。有的孩子没有遗传因素，但发生了基因突变，自幼就要面临近视问题。遗传也好，突变也罢，这些因素是不可控制的，家长们也不需要过分焦虑和自责，在当前的技术条件下，及早合理干预，虽然不近视的目标的确是奢望，但要避免孩子成年后成为高度近视或者超高度近视，减少眼底疾病的风险，还是可以做到的。

说完了进攻性因素，我们再来看看防御性因素。

雾视疗法能制造成像超前，长期坚持，就能积累起预防近视的"盾牌"，以对抗大量近距离用眼带来的攻击。雾视有很多种做法，有近雾视、远雾视，以后可能还会出现利用光波导原理进行的图形雾视，其中优先推荐没有副作用、体验优秀的远像装置以及远雾视疗法。

再来看看户外活动、沐浴阳光，这也是家长比较熟悉的防御性因素，它是通过直接增加（恢复）脉络膜厚度来实现防控效果的。在理想的情况下，孩子每天到户外活动 4~6 小时，坚持两个月，眼轴能够缩短 0.1mm 以上，这个效果比起雾视疗法更好。但理想很丰满，现实却很骨感，每天在"学校—家庭"两点一线之间奔波的孩子，可能很难拿出这么一大段时间去做户外活动。

有时候，我们需要一些安全无害、容易施行的防护，孩子容易坚持下去。红光治疗就是这样的防御性因素，可以明显增厚脉络膜。红光治疗的效果有时候可以与户外活动媲美，能够让很多孩子缩短 0.1~0.2mm 的光学眼轴。

同时，辅助搭配一些纯天然、无化学品添加的滴眼液，也可以起到一定的防御效果。例如，采用龙脑（天然冰片）的眼贴、洗眼液等产品，对缓解视疲劳、眼干涩、眼酸胀有一定帮助，可以改善视力下降、假性近视，而且它属性温和不刺激，适合孩子使用。

除此之外，常见的防御手段还有周边近视离焦镜/OK镜、调节力训练、读写镜、阿托品、食疗等，还有种类繁多的理疗。家长们可以深入了解各种方法的优缺点，并结合自身经济、精力、时间，甚至亲子关系的投入，给防控效能进行评分，合理选择，尽量帮孩子减少攻击性因素，同时努力增加防御性因素，让进攻的锋芒无法突破防御的保护，这样就能实现近视的零增长。

小贴士

脉络膜是近视防御的盾牌。促进脉络膜增厚的因素，就是近视防控中的保护性因素，反之就是进攻性因素。攻与防点点滴滴的积累，最终的博弈决定了近视发展的方向。

第五章

破解疑难
解答近视防控常见问题

38 该不该配镜，什么时候配镜？

　　孩子的眼睛可能存在近视、远视、散光，甚至弱视等多方面复杂的问题，下面我们就来聊一聊近视和散光的配镜原则：该不该配镜？什么时候配镜？眼镜应该戴多久？希望能帮助到大家。

一、近视的配镜原则

（一）不同年龄的配镜原则

（1）2岁及以下

　　如果是低度近视，可先保持观察；如果是高度近视，需要进行部分矫正。

（2）3~6岁

　　这是学龄前期的关键阶段，重点是防治弱视。幼儿不高于150度的近视可先观察，高于150度的近视予以部分矫正。通常，单纯的中低度近视不会导致弱视。

（3）7~18岁

　　学龄期和青春期有学习的需求。如果近视影响到写作业、上课看黑板和听讲，裸眼视力小于0.6，即使浅度数也应予以配镜，可以配周边近视离焦镜，获得一定的防控加分。

（4）19~40 岁

到了这个年龄段，近视度数趋于稳定，可以根据用眼需求和适应情况进行配镜，更改配镜处方需谨慎。

（5）40 岁以上

过了 40 岁，眼睛的屈光状态会趋于变化，应保持定期复查。

（二）度数配高还是配低好？

（1）近视患者的配镜度数可根据实际情况，在散瞳验光度数基础上稍作调整，允许比散瞳验光度数高 25~50 度，带有周边离焦效果的功能性眼镜建议足矫，单眼应达到 1.0。

（2）假性近视不要配镜，需要找医生处理，先解决调节紧张的问题。

（3）中高度近视，如有足矫试戴不适的，可分次配镜，先配低度数的眼镜，适应后再更换眼镜，逐渐把度数升上来，保障好的矫正视力。

（三）眼镜需要一直戴吗？

（1）100 度以下近视，可以只在上课等需要精细视力时戴镜，看近处、户外活动可以不戴镜。如果给孩子佩戴的是功能性框架镜，则可以室内看远处、看近处，看黑板、写作业时都戴镜，户外体育活动不方便时可以摘镜。

（2）100~250 度近视，如果有内隐斜、高 AC/A 等情况，可在视远时戴镜，视近时不用戴；如果有外隐斜，需要常戴镜，避免外隐斜发展。

（3）250 度以上的近视，建议常戴镜。

（四）发现旧镜过矫怎么办？

（1）如果是儿童青少年，处于近视发展阶段，要避免过矫；如果经历有效的近视防控，度数较前明显降低，超过 50 度，则可以换镜。

（2）若是成人过矫不超过 75 度，并且没有任何疲劳症状，那么可以暂不换镜或按旧镜度数配镜；过矫 100 度及以上，或者有疲劳症状者，应根据实际情况，一次或分次降到验光度数。

（五）应该多久换一次眼镜？

（1）考虑度数变化，如果加深或者回退超过 50 度，可以换镜。

（2）考虑瞳距变化，如果经历有效的近视防控措施，孩子始终没增加度数，那么可以在 1~1.5 年换一次眼镜，因为孩子瞳距每年会增加 1~2mm，偏差超过 2mm 会引发棱镜效应，产生不利影响。瞳距的测量应以瞳距仪为准，电脑验光单上的瞳距（PD）准确度欠佳，不能用于指导配镜。

（3）考虑镜片磨损，如果是采用 PC 材质的镜片，表面会比较容易磨损，磨损严重的可以换镜。

二、散光的配镜原则

（一）不同年龄的配镜原则

（1）3 岁及以下

不高于 200 度的散光可暂不配镜；散光度数超过 200 度时，应部分矫正，改善弱视。

（2）4~10 岁

散光度数不超过 100 度，视力在正常范围内，可暂不配镜；如果视力低于正常值，已经需要配镜了，也要尽量予以足矫。散光度数大于 100 度的，如果视力低，应配镜，防止弱视发生。

散光配镜的原则是：中低度散光，配镜时应倾向足矫；高度散光，一次足矫可能不适应，可分次矫正，先戴低度数的散光镜，适应后再换足矫度数，初次配镜度数不应少于柱镜度（散光度数）的 2/3。

（3）10~40岁

散光不超过100度，没有模糊和疲劳症状的，可不配镜；如有视力低下症状，需要配镜的，应尽量予以足矫。

散光度数大于100度，影响视力的，应足矫，尤其是有视疲劳症状的病人；如散光较高，可分次矫正。

（4）40岁以上

这个年龄段，随着晶状体和角膜的变化，散光可能经常会发生变化，应充分考虑患者的适应情况，适当欠矫，定期复查。

（二）散光应该如何戴镜？

（1）10岁以下儿童散光，视力差，为防治弱视，应常戴镜。

（2）10岁以上有高于150度的散光，应常戴镜。

（3）有视疲劳的散光儿童，应经常戴镜。

小贴士

入学后的近视儿童，视力低于0.8时，建议配镜；验配功能性离焦镜，建议足矫；近视发展或者回退，改变超过50度时建议换镜。

39 散光到底是怎么回事？

经常有家长朋友希望能讲讲散光，因为散光方面长期存在几个误区，例如散光不会变、不能治、不用管，令家长朋友们很困惑。散光知识是眼科中相对比较绕弯子的，有点考验大家的数学和物理功底，但仔细研究，也并不难理解。

散光与近视都属于屈光不正。散光分为近视性散光和远视性散光，近视性散光可以理解为只在某个方向上发生的近视，而其垂直方向是正常的。散光的视觉表现是光线呈条带状散射（见图 5-1），散射的方向与散光轴有关。

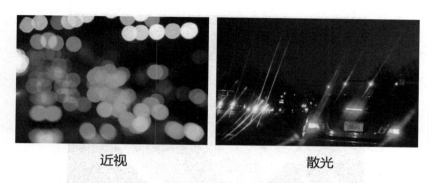

近视 散光

图 5-1 近视和散光的视觉表现示意图

散光主要来自角膜，当角膜形状不是球形，而呈橄榄球形时，散光就发生了。器官的形状一般不随发育而改变，就像方脸不会长大后就变成瓜子脸一样，角膜散光通常是稳定不变的。角膜上最平坦的方向叫作平坦轴（K1 或者 Kf），最陡峭的方向叫作陡峭轴（K2 或者 Ks），这两个轴是互相垂直的，两者的差值就是角膜散光的数值（Cyl 或者 ΔK）（见图 5-2）。曲率检查可能给出多组数值，对应的是不同光区直径的散光值。

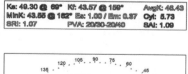

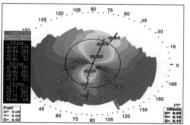

图 5-2 角膜曲率检查报告

散光的单位也是 D，也可以用离焦的概念去理解，图 5-3 中蓝色水平成像点与红色垂直成像点之间的距离就是散光的量，二者的中间位置称作等效球镜。

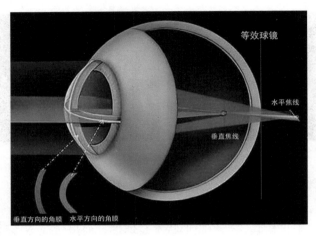

图 5-3　散光示意图

此外，散光是有方向的，方向就是散光的轴位（见图 5-4）。因为眼睑长期上下方向压迫角膜，所以大部分人的角膜呈横椭球状，陡峭散光轴（K2或者 Ks）对应的轴位（A）如果在垂直方向（60°~120°），叫作顺规散光；反过来，陡峭散光轴在水平方向的（0°~30°,150°~180°），叫作逆规散光；陡峭散光轴在斜位的，叫作斜轴散光（见图 5-5）。

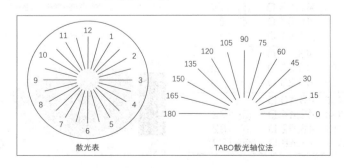

图 5-4　散光轴位示意图

　　角膜曲率检查和验光检查，给出的轴位可能是相反的，需要我们进行一个换算。验光报告单中，因为不同的验光师或者设备习惯不同，散光可以有＋/－两种写法。如果散光是正值，对应的轴位是陡峭轴（K2 或 Ks）；而如果是负值，对应的轴位是平坦轴（K1 或 Kf），图 5-6 验光报告单所示的散光，右眼是逆规散光。

顺规：K1在水平，K2在垂直

✓　　-1.0×180°，+1.0×90°

逆规：K1在垂直，K2在水平

✗　　-1.0×90°，+1.0×180°

斜轴：K1在斜位，K2在斜位

✗　　-1.0×45°，+1.0×135°

图 5-5　顺规散光、逆规散光、斜轴散光示意图

		VD:12.0		缩略符	含义
				VD	镜眼距
<R>	S	C	A		
	-1.25	-0.75	112	R	右眼
	-1.25	-0.50	111		
	-1.25	-0.75	110	L	左眼
	------	------	------		
	-1.25	-0.50	111	S	球镜
					+ 远视
S.E	-1.50				- 近视
<L>	S	C	A	C	散光
	-1.75	-0.25	27		+ 远视散光
	-1.75	-0.25	25		- 近视散光
	-1.75	-0.50	24		
	------	------	------	A	散光轴
	-1.75	-0.25	25		
				S.E.	等效球镜
S.E	-1.50				S+1/2C
PD = 69mm				PD	瞳距

图 5-6　验光报告单

同样的散光度数，不同的散光轴位，眼睛的感受是不同的。100 度以下的顺规散光通常对视力影响很小，但逆规或者斜轴散光则可能引起明显的视觉障碍。在进行散光的配镜矫正时，逆规散光通常是需要足矫的，视光师会充分考量这些因素。

近视患者经常也有散光，我们计算近视度的时候，应该把散光也计算进去，得到的等效球镜才是眼睛真实的近视度数。

等效球镜 SE= S +C/2

验光报告单有两种写法，表 5-1 所示的两种验光结果是完全等同的。

表 5-1　验光报告单的两种等同写法

近视度 S	散光度 C	轴向 A	等效球镜 SE
−0.5 D	−1.0 D	169°	−1.0 D
−1.5 D	+1.0 D	79°	−1.0 D

有家长问：不是说散光在 3 岁之后就稳定了吗？为什么孩子每次验光，散光都不一样，而且还在逐渐变大呢？

首先，验光获得的散光值是眼睛整体的散光，是由角膜和晶状体的散光共同累加的，虽然角膜一般 3 岁后就稳定下来，但晶状体是有可能改变的，所以散光也是会变化的。

散光主要来自角膜，通常晶状体会努力代偿角膜的散光，很多孩子角膜散光天生就有 200 度，但验光散光只有 75 度，其中就有 125 度是被晶状体反向的散光所代偿。晶状体的散光代偿能力，通常会随着年龄增加、晶状体薄变而减弱，所以，一些角膜散光比较大的孩子经常会发生散光随年龄逐渐增加的情况。医生在屈光档案中发现孩子角膜散光大、验光散光小的情况时，应该及时告知家长以后散光可能发生的变化，避免家长把散光的增加归因到日后所采取的近视防控手段之上。

　　其次，不同的检查方法测得的散光值也不同，电脑验光通常取的是中央3mm 的数值，而验光师参与的综合验光则测的是整个瞳孔的散光，不同的瞳孔大小，散光值可能不同。目前的技术条件下，散光值的测量存在不小的误差，验光可能存在一定的误差，曲率检测设备也会受到泪膜的影响而产生误差，晶状体作为一个活动的器官，也会产生一定的误差，通常 0.5D 以下的散光改变可以归因为误差所致，长期的较大的散光改变才有评价价值。

　　如果真的发现孩子的散光在进行性增加，角膜曲率异常升高，那么就得怀疑圆锥角膜这种疾病了，需要求助于医生，进行角膜地形图或者生物力学等进一步检查（见图 5-7）。

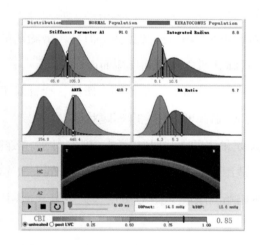

图 5-7　排除圆锥角膜的生物力学检查报告单

小贴士

　　散光通常来自先天性的角膜形状不圆，目前没有有效的干预手段。较大的散光容易导致弱视，需要及时配镜。晶状体可以代偿一部分散光，但可能随着年龄增长代偿能力下降。一部分孩子验光的散光逐年增加，就是因为晶状体的代偿能力下降。只要角膜散光保持稳定，便属于正常情况。

40 为什么要散瞳验光？

儿童睫状肌的力量强，晶状体的弹性大，而且平时会保持一定的生理性调节。在验光时，晶状体很容易发生调节，导致验光检查中混杂了晶状体所贡献的屈光度，从而高估了孩子的近视度。在准备配镜时，高估的屈光度会导致验光过矫，盲目配镜就会加速孩子近视的发展。

为了避免这种情况发生，在配镜前，尤其是首次配镜之前，需要给孩子进行一次标准的散瞳验光，把晶状体贡献的屈光度完全消除，测得孩子真实的度数，用于指导配镜。打个比方，就是给孩子脱掉鞋子，量出净身高。虽然我们把散瞳验光时用的药物俗称散瞳药，但其实散瞳药的本质是睫状肌麻痹剂，散瞳只是麻痹睫状肌之后的副反应而已。

不同年龄的孩子，睫状肌的力量不同，所以，要针对不同的年龄，使用不同强度的散瞳药，以确保可以完全麻痹睫状肌。

（1）1% 阿托品是最强的睫状肌麻痹剂，副作用大，散瞳和睫状肌麻痹效果 21 天才能恢复，适用于 6 岁以下近视、10 岁以下的大散光和大远视的孩子。

（2）盐酸环喷托酯滴眼液（赛飞杰），3 天恢复，适用于 6~10 岁的近视儿童。

（3）复方托吡卡胺滴眼液（美多丽），当天恢复，适用于 10 岁以上儿童。

散瞳验光只是为了获得眼睛极限情况下的屈光度，孩子日常用眼时，存在一定的生理性调节，并不都能处于极限放松的状态。所以，不能直接使用散瞳验光的结果进行配镜，必须等待散瞳药效恢复后复验，然后根据复验和试戴的结果进行配镜。这样，眼镜度数才能与孩子日常用眼的状态相匹配，给孩子很好的戴镜体验。

有的家长可能会有疑问：既然不能用散瞳验光的结果配镜，还要等瞳孔恢复后的复验，那这个散瞳又有什么意义呢？

需要散瞳，然后等恢复后复验，之所以这样设计流程，一是为了获得眼睛散瞳状态的基准值，复验的结果是在这个基准值上进行适当调整，确保了整体的准确性；二是因为散瞳恢复后，睫状肌刚刚经历一次彻底的放松，调节痉挛（假性近视）还没来得及发生，此时复验可以避免把假性近视的度数错误地加到镜片中，发生过矫。所以，"散瞳＋复验"的验光配镜流程是合理、可靠的，虽然需要增加一次复诊，但还是值得的。

以前要获得孩子准确的验光度，必须进行散瞳验光，现在随着大家对眼轴、曲率理解的深入，可以根据这些不需要散瞳就能获得的指标计算出孩子大致的屈光度。所以，如果家长只是单纯地想了解孩子的远视储备量、近视度数，或者评价过去一段时间近视防控的效果，并不是为了配镜，那就不需要散瞳了，参考"轴余"这个数据即可。

雾视验光也可以有效去除晶状体的正向调节，对于眼轴变化不大的换镜验光以及眼压偏高不适宜散瞳等情况，采用雾视验光也可以得到准确的结果，不见得必须散瞳。

　　首次配镜时，需要散瞳，然后等恢复后复验，这样设计的流程是为了确保整体的准确性，并可以避免假性近视的干扰。所以，"散瞳＋复验"的验光配镜流程是合理、可靠的。

41　有效防控的标准是什么？

近视防控的首要目标是控制眼轴，那么我们应该把眼轴的增长控制在什么水平呢？

家长们的心愿肯定是零增长，甚至能缩短眼轴，把已经发生的真性近视治回去才好，这也是医生们一直在努力的方向。但近视的防控可不是一朝一夕的事，我们可以先给自己确定几个阶段性目标。梦想是可以有的，但需要一步一步来实现。

眼睛随着身体的增长，肯定是要长大的，即便使用一些防控手段，短时间内缩短了眼轴，也不代表眼睛可以停止生长。我们努力的方向，并不是不让眼睛长大，而是要改变眼睛的形状。

不近视的孩子，眼球会随着年龄增长呈球形自然生长，其前后径、左右径和上下径增长的速度是一致的，这就叫作生理性增长。上下径和左右径的增长，会拉伸晶状体，带来晶状体屈光度的下降，继而代偿掉眼轴前后径增长带来的近视。所以，孩子虽然眼轴在长，但是近视化非常缓慢。

对近视的孩子来说，眼球各个方向的生长是不一致的，前后径增速是上下径及左右径的 2~3 倍，晶状体提供的代偿不足以抵消前后径增长带来的近视，所以近视会得以加速发展[25]（见图 5-8）。而前后径增速更快的原因之一，是后极部脉络膜更容易受到成像滞后的影响产生薄变，继而导致后极部的巩膜容易变薄，被眼压往后顶压而加速凸起。近视防控工作的核心就是把后极部脉络膜厚度补足，让睫状肌放松，让各向受力均匀一些，同步增长。

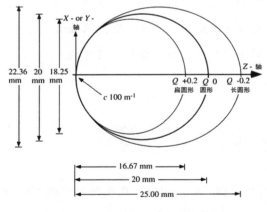

图 5-8 近视患者的眼轴增长趋势图

我们近视防控的目标是降低眼轴的增速，使其达到生理性增长的速度。

在此基础之上，可以进一步谋求巩膜的重塑、晶状体的代偿和近视度的下降。

家长可以给孩子的近视防控计划设定几个阶段。

第一阶段，跟自己比，压制住眼轴增长的趋势。例如，从防控之前每月0.04mm 的眼轴增速，到防控之后每月 0.02mm 的增速，近视的增速会从每年 75~100 度降为 25~40 度，虽然还在涨，但成年后不至于发展到高度近视了，这就是很大的进步。采用防控评分 50 分的措施可以帮助达成这一目标。

第二阶段，跟正常的孩子比，努力把眼轴增速压制在生理性涨幅，追求近视度零增长。眼轴的生理性增长量的数据有限，有的文献过于老旧，采用的 A 超等过时的眼轴测量技术，无法参考。表 5-2 是相对严格的标准，供家长们参考，通常采用"红光治疗＋周边近视离焦法"，可以帮助达成这一目标。

表 5-2　眼轴生理性增长

年　龄	生理性增长 / 年
3~4 岁	0.4~0.5mm
5~6 岁	0.3mm
7~8 岁	0.2mm
9~10 岁	0.15mm
11 岁	0.1mm
12 岁	0.1mm
13 岁	0.1mm

第三阶段，向着近视度下降的方向努力。在严格控制眼轴的基础上，进行长期的远雾视治疗，4L 法综合防控并行，可以唤醒晶状体代偿，引发巩膜重塑，帮助一些孩子达成这一目标。

小贴士

　　第一阶段，跟自己比，压制住眼轴快速增长的趋势；第二阶段，跟正常的孩子比，努力把眼轴增速压制在生理性涨幅，追求近视度零增长；第三阶段，向着近视度下降的方向努力。

42 该不该佩戴角膜塑形镜？ 👁

角膜塑形镜，也就是 OK 镜，属于第三类医疗器械，它和我们熟悉的隐形眼镜、美瞳类似，都是直接戴在眼球上的。当然它和隐形眼镜的材质不一样，隐形眼镜大多是水凝胶或硅水凝胶的材质，戴上时感觉柔软舒适，但镜片成型性比较差；而角膜塑形镜属于新一代硬镜，透氧性高，镜片成型性好。但也因为是硬镜，佩戴起来可能会有点不舒服，需要一段时间才能适应。

另外，角膜塑形镜虽然看上去只是一片镜片，但却经过复杂的光学设计。孩子戴上后，镜片就会对角膜施加一定的力，达到对角膜快速"塑形"的目的。

这种角膜塑形镜该如何佩戴呢？它的戴法和隐形眼镜可不一样，一般要在睡觉的时候才佩戴。戴一晚上的时间，就能改变角膜的形态，也就能够帮助控制近视。

低度、中度近视的孩子戴上角膜塑形镜一整夜，角膜的形态可以维持一两天，白天就不需要再戴眼镜了。所以，对于近视又不想戴镜的孩子来说，角膜塑形镜是一种很好的选择。不过，孩子在晚上睡觉的时候还是要继续戴，不然停戴一段时间之后，角膜又变成原来的样子，近视度数也会"回来"。

看到这里，可能很多家长心里会有问号，甚至还会说"这不是在交智商税吗"，其实并非如此。角膜塑形镜除了能让孩子白天脱镜之外，还可以让度数增长得慢一些，甚至不再增长。很多孩子一年度数能增长 100~150 度，佩戴角膜塑形镜后，起到了很好的防控效果，一年的涨幅可能还不到 50 度，这就是戴与不戴的区别。

我们还可以举例来分析：假设一个 10 岁的孩子目前是 100 度的近视，因为没有采取积极的防控手段，孩子每年近视都会加深 100 度，到 18 岁时，可能已经到了 900 度，属于高度近视，这时候不但不能做比较精细费眼的事情，还要避免剧烈运动，以免引起视网膜脱落。可要是从 10 岁就开始佩戴角膜塑形镜，再配合其他一些防控手段，近视增长的速度会明显放缓。按照每年只增长 25 度来计算，到 18 岁时近视度数是 300 度，还在轻度近视和中度近视的分界线上，对生活质量的影响也是比较小的。

两相对比之下，家长对角膜塑形镜的作用也就有比较清楚的认识了。为了孩子的未来，在经济条件允许的前提下，我们可以选择给孩子佩戴角膜塑形镜。验配的费用在 8000~13500 元之间，另外还需要配备护理液对镜片进行清洁、消毒和湿润，这也会产生一些额外的费用，一副角膜塑形镜能戴一年半左右。从费用上讲，角膜塑形镜是最贵的防控手段，但它是用夜间睡眠的时间来进行视力矫正和近视防控的，可以让孩子白天脱镜，这个独特的优势让其受到很多孩子和家长的欢迎。

小贴士

佩戴角膜塑形镜（又称 OK 镜），可以实现 50 分的防控功效，还可以帮助孩子解脱眼镜的束缚，对于符合条件的儿童是临床推荐的防控方法。

43　佩戴角膜塑形镜要注意什么？

看到角膜塑形镜的讲解后，有的家长可能会有疑虑："难道角膜塑形镜就没有一点风险吗？"

风险当然是有的，因为这个世界上也许不存在绝对完美的防控手段，角膜塑形镜也不会例外。它的潜在风险和佩戴的方式有关：因为是晚上佩戴，对镜片透氧性的要求更高一些，如果角膜缺氧，就可能引起一些病变；再者，角膜塑形镜直接戴在眼球上，如果平时不注意卫生，可能会造成细菌等微生物感染，不过感染率是非常低的，每年每 1 万人次大概只有 12 例感染，而且感染后只要停戴、点眼药水就能恢复，所以这并不是一个让我们望而却步的风险；还有一个问题是，如果没有佩戴好角膜塑形镜，导致镜片与角膜"接触不良"，有可能造成角膜上皮的点状缺损，这种情况在停戴后或是治疗后一般能够很快恢复，要是没有做及时处理，或是处理不当，有可能发展成角膜炎、角膜溃疡等，当然这种风险也是非常少见的。

家长不必过于担心，我们只要注意做好以下几点，就能尽可能地避免风险因素出现。首先，我们配角膜塑形镜，应当去有资质的眼科专科医疗机构，这一点是最重要的。在专业机构，医生会详细检查孩子的眼睛，看看到底能不能佩戴。如果发现角膜状态不好，或是有明显的干眼，或是眼压过高，医生都会建议不要佩戴，这样就能免除家长的很多顾虑。

其次，专业机构会做全面、细致的配镜检查，包括眼轴检查、电脑验光、裂隙灯检查、角膜地形图检查、角膜厚度检查、眼底检查等，这样配好的角膜塑形镜更适合孩子的实际情况，防控效果也会更好。配好后孩子还可以试戴一下，再将试戴的感受告诉医生，方便医生及时进行调整。

最后，专业医生会给家长和孩子交代一些佩戴的细则，比如要按时佩戴、要做好卫生清洁工作等。我们严格按照医生的嘱咐去使用，就能最大程度避免感染的风险。

此外，定期复查也是很重要的。一般戴镜 1 天后就需要做复查，主要是看戴镜的效果，有没有明显的偏位、点染，确保安全性；戴镜第 1 周、第 1 个月、第 3 个月都要做复查，以后可以每 2~3 个月做一次复查。复查期间如果发现角膜点染，可能需要停戴治疗，如果发现偏位超过 1mm，通常需要调整参数，更换塑形镜。

需要特别指出的是，佩戴角膜塑形镜时，医生会常规给予 75~125 度的过矫，孩子的视力往往非常好，家长很难通过孩子的视力来进行近视发展的预警，等到真的视力下降时，可能近视已经增长了 100 度以上。所以，定期查眼轴就非常重要了。如果发现佩戴角膜塑形镜期间，眼轴增长仍然很快，可以采取调整参数、缩小治疗区、增加周边离焦量等方法来改善防控功效，但也不必盲目地只依赖角膜塑形镜来达成近视防控的目的，及时辅助红光、雾视等其他防控手段，会取得更好的效果。

小贴士

> 佩戴角膜塑形镜时，要按时佩戴，做好卫生清洁工作，严格按照医生的嘱咐去使用，避免感染的风险，出现问题应及时复查。同时，角膜塑形镜可能掩盖近视的隐匿发展，需要定期监测眼轴，如果眼轴增速仍然较快，应该及时联合其他防控方法。

44　红光治疗真的有效吗？

红光治疗仪，俗称哺光仪，很多朋友可能听说过，很多家长也都不陌生。但是，很多人对它持"观望态度"，还有的人持"怀疑态度"。总有人问："医生，我经常听人说起哺光仪？它真的靠谱吗？""用红激光照射眼底，真能起到预防近视的效果吗？"

通过这些问题，可以看出家长们渴求一种防治近视"神技"的迫切愿望，但大家对红光治疗这种新兴的近视防控技术还很不了解。其实在几年前初识时，我们和现在大多数人一样持怀疑态度，但是通过不断的研究和学习，在深入使用中获得了大量第一手的经验，想法才逐渐改变。随着对红光治疗技术参数的把握越来越强，对其效果和安全也越来越认可，相信慢慢地会有越来越多的学者和家长认可它的价值。

从科学的角度来说，目前哺光仪使用的是波长为630~650nm的红色半导体激光，通俗地讲，就是从阳光中提炼出的对眼睛近视防控有益的红光。

家长们都知道，让孩子去户外活动，每天接受 2~4 小时的太阳光照射，能够有效防治近视。其中的奥秘就在"红光"上，简要地说，红光能够促进视网膜多巴胺的分泌，可以激活眼底细胞中线粒体的功能，促进脉络膜血液循环，增加眼底供氧量，而脉络膜增厚能够抑制眼轴的增长，对于控制近视度数是很有帮助的。

可惜的是，在当下的大环境中，孩子很难保证足够的户外活动时间。那该怎么办呢？我们不妨用红光治疗来代替一部分户外晒太阳，它的照射时间很短，每天只要使用 2 次，每次使用 3 分钟，就能达到户外沐浴阳光 3 小时的效果。

对于红光治疗的有效性，我们还可以通过真实有效的专业实践来佐证。2021 年发表的一篇 SCI 文章[45]让很多家长都看到了红光治疗的神奇之处：研究人员把 200 多个孩子分成了三组，每组 70~80 人，让他们分别使用框架眼镜、OK 镜和红光治疗仪，然后用 6 个月的时间对这些孩子观察统计，最后得到的结果也是非常清楚的，那就是：红光治疗在近视防控方面的效果优于 OK 镜，更大大优于普通眼镜；而且眼轴越长或年龄越大，效果就越好。其中有一个特别有说服力的案例：一个 14 岁 550 度近视的孩子，使用红光治疗仪半年后，他的眼轴居然缩短了 0.35mm，相当于不仅避免了半年的增长，还回退了近 100 度。红光治疗对于部分孩子效果惊人，也直接打破了医学界对于眼轴的理解。医生们开始重新审视眼轴不可缩短的医学定论，也开始研究巩膜重塑、眼轴缩短的可能。

2021 年教育部等十五部门合力推进综合防控儿童青少年近视工作，支持开展儿童青少年近视防治等疾病多中心临床研究，如"红光控制临床试验"等。这一年也成了红光治疗科研文章的元年，陆续有 4 篇论文发表。其中，一篇多中心的随机对照研究论文，发表在眼科顶级的国际杂志 *Ophthalmology*（《眼科学》）上[46]，得到了国内外专家学者的关注。

中山大学中山眼科中心的何明光教授在博鳌国际视觉论坛上也分享过红

光对近视防控的研究成果，他用 3 个月时间随访近视青少年，得出的初步结果让人特别惊喜："平均眼轴进展停止、等效球镜进展停止、脉络膜变厚；一个月出现眼轴缩短 0.06~0.10mm。"大家可千万别小看这 0.06mm 的"眼轴缩短"，在何教授看来，这对儿童近视防控称得上是一个"突破式的进展，跨越式的贡献"。

简单地总结一下，红光治疗是一种相对安全、有效、省时、省力、方便的近视防控新方法，适用于大部分的近视类型，对预防近视也有效果。

小贴士

既往的众多临床试验研究，尤其是 2021 年进行的一项多中心随机对照试验，已经证实了红光治疗具备优良的防控功效。目前还有 10 余项关于红光治疗的临床试验正在进行，未来会有更加翔实的临床数据可供参考。

45　红光治疗的推广为什么这么难？

长久以来，我们推荐用红激光照射眼睛的方式来防控近视发展，取得了很好的功效，但推广起来却困难重重，因为很多家长听到一些不同的声音，犹豫不决。这些不同的声音来自很多专业人士，他们一听到这个方法竟然敢用激光长时间照眼睛，马上就要调用自己的"医学常识"来反对，说会损伤眼底、造成水肿，却忘记了剂量与毒性之间的辩证关系。其实这些都属于认知问题，原因往往是反对者并没有机会长期接触到大量的临床案例。

红光治疗属于少有的"农村包围城市"的防控方法，它由民间开发和验证，反过来推动眼科医疗界重视和发展。

视保机构原本最重要的业务是做弱视训练，后来发现，用于弱视治疗的低水平红激光对近视也有防控效果，然后开始开发使用，并验证有效。几年前有家长拍了一个暗访视保机构的视频，在经历按摩、视功能训练之后，孩子在一个没有任何标识的绿皮机器前照了 3 分钟，这个绿皮机器其实就是后来的哺光仪。后来这种方法终于引起眼科专业人士的关注，继而被发掘成为一种近视防控方法，并进行了商业推广。可惜，近视防控产品又大多是由小厂家制造，他们没有实力组织成规模的学术会议对医生进行专业的培训，所以主流眼科界一直没有多少机会了解和接触到相应的使用群体。

小贴士

> 红光治疗使用的是激光，用激光长期照射眼睛对眼科医生来说，与"常识"相悖，所以会有一种天然的排斥。这项技术在临床开展的过程谨慎而缓慢，也是可以理解的。

46　红光治疗是不是真的安全？

　　过去的两年是红光治疗快速发展的两年。经过长期的应用实践，通过对大量使用者的疗效跟踪和不良反应的收集、分析，医生们对影响红光治疗安全性的参数进行了研究。我们现在能够提出，红光治疗可以做到确保安全，同时保持 90% 以上的有效率。

　　但并不是说所有的红光治疗设备都是安全有效的，早期曾出现过黄斑出血的问题，现在这种严重的问题几乎看不到了，而有的产品还是会偶发长时间眼前异常光斑、微视野受损等，这里面有个体差异的问题，也有设备本身功率稳定性的问题。好在就个人经验，目前还没有出现停用后不能恢复的案例。恢复过程中家长的担忧、医生的紧张仍不容忽视，因而选择正规的医疗机构、合格的产品至关重要。

现阶段，作为医生，我们对红光治疗这种新兴防控技术的态度是：安全第一，积极实践，密切随访，认真总结。

下面重点给大家讲讲哪些因素会影响红光治疗的安全性，以及对其未来发展方向的个人理解。

红光治疗的安全性可以从以下两方面的参数来衡量。

> 一方面是进入眼内的激光总功率值。与激光的温热效应相关。目前认为，入眼总功率安全值应该小于 0.4mW。
>
> 另一方面是单点的最高光强值。因为激光是照射在眼底一大片视网膜细胞上面的，如果某一个点光强过高，也就是功率的密度过高，就像突出来的一根针一样，它照射的那几个细胞就可能受到损伤（见图 5-9）。

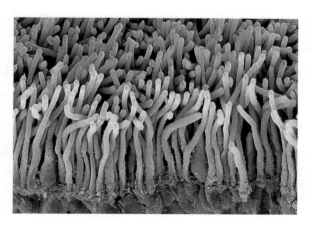

图 5-9　视网膜细胞示意图

红光治疗是一种激光设备，它的安全评级有两个指标：一是激光发射装置的等级，主要跟激光发射器的功率有关（见图 5-10）；二是设备总体的安全评级，这个与设备的封装、光路有关，表示装置发出的激光的安全等级。

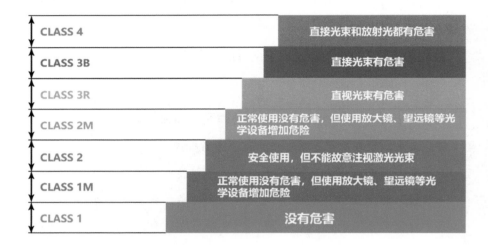

图5-10　IEC 60825-1　激光等级分类图

　　评价激光安全性的主要标准是整个激光设备的安全等级分类标准（见图5-11）。国家规定，Ⅰ类激光产品无需标识，但Ⅱ类及以上的激光产品，必须在设备上标注安全类别，或者贴一个激光警示标签。

　　例如，某产品采用2.5mW功率的激光发射装置，就需要贴上Ⅲ类激光产品的标识（见图5-11），但经过滤光和封装，其实际照射出来的激光功率并不那么高，只有1.5mW，呈高斯光束射出。

　　我们认为安全的红光治疗仪，需要满足两个条件：一是入眼的激光功率小于0.4mW；二是光斑均匀，而不是某一点集中过高的光强。

表 5-3　激光设备安全等级

激光分类	等级定位
I 类	不视作危险品，设备无需特殊标识。
IIa 类	为 400nm 至 710nm 可见光波段的激光，在固定时间（1000 秒）内观察并不危险，但超过 1000 秒的慢性观察则判断为危险。IIa 类及以上需要安全标识。
II 类	为 400nm 至 710nm 可见光波段的激光，将慢性长时间的光束观察判断为危险。该类可通过眼睛的厌恶反应（眨眼）来保护长时间观察不受伤害。
IIIa 类	虽然还要看辐射等级，但慢性和瞬间的激光观察均存在危险，使用光学仪器直接观察激光也有危险。
IIIb 类	即使是一瞬间，激光直射皮肤或眼睛都会产生危险。

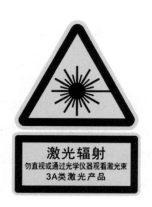

图 5-11　IIIa 类激光产品警示标识

　　目前的红光治疗仪发射功率通常在 2.0mW 附近，但这个发射功率其实没有多少参考价值，因为它会通过一些不同的衰减方式到达眼平面，然后只有一部分光线进入瞳孔照入眼底。眼平面的功率值对我们推算进入眼底的激光功率值有参考价值，家长们可以使用家用的激光功率计自测这个参数（见

图 5-12）。需要注意，我们测量的是功率计的采光区（通常是 9mm）的功率，根据这个数值，结合瞳孔的直径，就可以大致推算出入眼功率值。例如瞳孔直径为 3mm 时，入眼功率等于检测功率除以 9；瞳孔直径为 4mm 时，入眼功率等于检测功率除以 5。

可以推算出，用功率计检测的眼平面功率应小于 1.95mW，方可保障瞳孔直径为 4mm 时（绝大多数孩子照射红光时瞳孔不会超过 4mm），入眼功率小于 0.39mW，达到 I 类激光的入眼总功率标准。

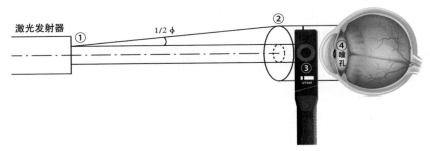

①发射功率 ②目镜总功率 ③功率计检测功率 ④入眼功率

图 5-12 红光治疗仪光路示意图

因为有的红光治疗仪光斑并不均匀，中央区呈现一个很小的点状光源，光强很强，周围光源逐渐减弱，呈现高斯分布，用 9mm 光斑的测量功率值去推算入眼功率时，会低估入眼功率，实际的入眼功率值要比推算出来的高，所以，我们需要给一定的安全富余量，一般建议，家长用功率计测量功率时，应该小于 1.7mW。

家长一般会使用家用功率计自测功率，工厂使用的是校准过的功率计，家用功率计会有些误差，可能测得的功率值会高一点点，在 1.5mW 这个功率段，测量值大约会高 0.1mW。如果家长测量的值跟厂家宣称的标准差距在 0.2mW 以内，通常无需在意。差距过大，则需要跟客服反映，必要时更换设备。

除了总功率这个参数，发光体的大小及其在视网膜上的投影形态，也会影响设备的安全性。点状光源在视网膜上的投影会汇聚为一个点，这个点的光强很高，能量很集中，它所照射的视网膜细胞是有可能受到损伤的，偶有使用红光治疗的孩子会出现眼前长时间不消退的异常光亮，这可能就是原因之一。有一定面积的光源，在视网膜上的投影具有一定的面积和均匀度，相同的入眼功率下，光斑越均匀，能量越分散，自然就越安全（见图 5-13）。

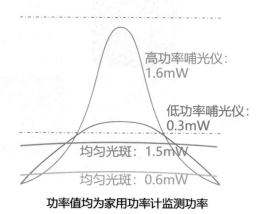

图 5-13 不同的光强分布示意图

之前的红光治疗设备大多是高斯光束，中央有个高光强的中心点，非常刺眼（见图 5-14-A），既往实践已经证明，这类设备的有效性令人满意。升级的红光治疗设备采用有一定面积的光源（见图 5-14-B），中央的光斑相比点光源大了很多，这样可以保持功率不变，将光斑均匀化，提升了安全性。还有更先进的设备，采用朗伯发光体作为光源并加以弥散（见图 5-14-C），安全性更好，防控效果亦有保障。朗伯发光体的应用，减弱了激光的方向性和相干性，一定程度上实现了去激光化。我们可以大胆预测，均匀、弥散的不聚焦为一点的实心面光源，消除中央的高亮点，将是红光治疗产品向"绝对安全"前进的方向。

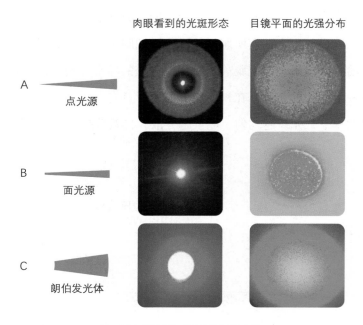

5-14   不同的光斑形态示意图

市场上目前有10余种具备第二类医疗器械证的医用品牌红光治疗仪，相信未来还会有更多。它们的功率、光斑各不相同，我们可以用功率高低和光斑形态进行分类。功率高低是相对的，除了功率的高低，光斑均匀度也会影响安全性。

（1）低功率指的是眼平面检测功率小于0.3mW（目镜平面9mm采光头测量值），即使光斑不均匀，从以往的实践经验来看，也足够安全。

（2）中功率指的是眼平面检测功率0.5~0.9mW。

（3）高功率指的是眼平面检测功率1.0~1.7mW，防控效能较强。

高斯分布的光斑有个别不良反应，总体安全性较好，近一年未见不可逆的严重问题。均匀光斑和朗伯发光体则会带来极好的安全性。

1.7mW 以上存在入瞳功率超过 0.4mW 风险，目前不建议为了追求更好的效能而继续升高功率。

需要注意的是，功率参数不能只看厂家说明书，说明书中的功率值是发射功率，跟入眼功率没有直接关联。我们可以通过激光功率计测得设备眼平面的功率，这个数值跟入眼功率密切相关。上述功率数值指的都是激光功率计检测出来的功率值。

2021 年我们曾建议家长自行监测红光治疗仪的功率，是因为当时发现某品牌出现功率异常偏高的情况，担心出现长期使用的安全问题，曾经收集到家长自测功率值最高的一个达到 2.7mW，还有 2.4mW、2.0mW 的，自测功率避免了一些风险。目前功率稳定的问题已经引起厂家的广泛关注，很多产品采取了行之有效的方法，杜绝了功率异常失调的情况，例如有的产品采用了 1.7mW 的稳定性较好的进口激光芯片，也有产品在设备中增加了稳压器以及功率检测的步骤。总之，功率失调的问题逐渐成为历史。

小贴士

当前的红光治疗设备引起眼底的不良反应的确存在，但发生率很低。随着光路和光斑设计的进步，尤其是朗伯发光体去激光化的应用，红光治疗的安全性得到大幅提升。这是红光治疗产品向"绝对安全"前进的方向。

47　如何选择红光治疗产品？

市场上有很多种红光治疗产品，各自的功率、光斑、安全等级都不相同，选择时需要家长们做一些功课。

大部分情况下，功率高低与效能强弱呈正相关，但临床发现低功率同样有效，使用低功率红光治疗仪也可见到退轴大于 0.4mm 的敏感儿童，甚至小部分孩子高功率换为低功率后反倒效果更好。所以，近几年红光治疗的使用原则是，在追求有效的同时，尽量减少入眼功率。为确保安全，有时候我们会从低功率开始用，根据效果反馈，必要时逐渐升级到高功率。这时，功率可调的产品就更能满足临床需求。对于有些均匀光斑、安全性足够好的红光治疗产品，可以适当放宽对功率的顾虑，不必过分追求低功率。

还有便携性需要考虑。有的孩子住校，或者经常往返于不同的住处，这时候便携、可充电就成为刚需，目前已经有很多便携式产品可供选择。

还有多子女的家庭。如果几个孩子都需要使用红光治疗，那还得考虑设备后台的开放情况。有的产品考虑安全性和使用情况的监测，不允许一机多人用，4 小时才允许开机一次。也有的产品呈开放状态，不限制使用，对于多娃家庭来说，就能节省一些经济支出。

还有使用的便利性问题也需要考虑。早晨那次照射非常重要，不能省，但孩子早晨的时间很紧张，如果设备需要扫码、联网或者操作半天才能开机，就不太理想。

有人说红光治疗仪技术含量不高，为什么一定要用医疗品牌？

医疗品牌指的是获得国家第二类医疗器械证的产品，这些产品的确要贵一些，关于这个问题有如下的理解。

首先，现阶段红光治疗还处于发展的初级阶段，虽然我们对其未来持乐观态度，但仍需小心谨慎。通常家长们面对出现的问题会有些慌乱，对效果的评价也缺乏专业性，得依赖医生的建议去进行调整。医疗品牌的意义是，能进医院，医生们研究得比较多，对其效能以及功率、光斑、稳定性等参数比较熟悉，出现效果不佳的问题时，也比较容易判断原因，可以做出适当调整。

其次，拿到第二类医疗器械证有一定的门槛，当下算是一个质控的保障。

最后，以后红光治疗发展到"绝对安全"的级别时，对其参数的选择有统一的国家标准，大家就可以照着标准选择产品了。也许那个时候，是不是医疗器械可能也就不再那么重要了。到那个时候，也许都不需要家长自己购买设备，学校里面就可以统一安排孩子们接受红光治疗了。随着红光治疗的普及，这项适宜技术的生产和推广成本会快速下降，最终惠及每一个孩子，成为近视防控的好帮手。让我们共同期待这一天的到来。

小贴士

> 红光治疗设备，要选择既安全、又有足够效能的产品，最重要的因素是光路和光斑的设计，其次是功率。同时，便携性、充电式、较好的后台管理，以及专业的近视防控技术支持，也是需要考虑的因素。

48　使用红光治疗前，要做哪些检查?

选择红光治疗之前，建议大家先带孩子去医院做一下眼睛的综合检查。这可不是"多此一举"，因为并不是所有的孩子都适合使用红光治疗，而检查就能帮我们确定这一点。

所以我们得先带孩子去做验光检查，确认一下孩子当前的屈光度。如果孩子近视了，则要确定度数是多少、有没有散光。

近视超过 600 度的孩子使用红光治疗时需要更加谨慎，因为近视度数超过 600 度或者眼轴超过 26mm，眼底容易发生病变。为了防范万一，我们要给高度近视的孩子做个"眼底照相"，看看有没有黄斑病变、视网膜发育不良之类的异常。要是孩子的矫正视力不佳，或是有近视性弱视，那还得做 OCT 检查。只有把病变因素都排除了，红光治疗时才会更加放心。

当然，使用红光治疗前要做的检查不止这几种。我们还需要检查孩子的眼压，要是眼压过高，超过了 22mmHg，可以让孩子先休息几天。如果眼压恢复正常，说明眼压高可能是眼睛过度疲劳或熬夜引起的，但要是多次测量眼压都比较高，那就需要排除青光眼的风险，必须咨询医生才能确定能否使用红光治疗以及使用的功率多少为好。

此外，我们还得看一看孩子的眼轴和曲率数值，通常使用 IOL-Master 生物测量仪进行检查，可以帮我们判断孩子属于轴性近视还是曲率性近视。如果是后者，红光治疗的效果可能就稍微差一点，眼轴本来就不长的孩子压制作用会偏弱一些。

给孩子使用了红光治疗，也别忘记定期做复查。建议每 3 个月复查一次眼轴，评价红光治疗防控近视的效果到底怎么样；然后可以再复查一下眼底和 OCT，确认是不是真的安全。

记得 2019 年的时候，有一个孩子刚上三年级，家长发现孩子看书总喜欢眯着眼睛，做作业的时候还老说"眼睛累"，就带孩子到医院检查，发现孩子右眼近视 220 度、左眼近视 150 度。6 月份家长给孩子进行了红光治疗，两个月后复查，家长惊喜地发现，孩子右眼眼轴缩短了 0.1mm，近视度数下降了 25 度；左眼缩短 0.18mm，近视度数下降了 50 度。这样的例子还有很多，复查会给家长带来信心。在近视防控的漫漫长路上，信心如甘霖一般弥足珍贵。

小贴士

进行红光治疗之前，需要检查眼轴、眼压、视力和验光、眼底照相。如是 400 度以上近视或者 25mm 以上眼轴，需要检查 OCT。红光治疗过程中，应该每 3 个月复查上述项目。

49 红光治疗的时间和次数有什么讲究?

现在越来越多的家长已经认识到红光治疗是一种防控近视的有效手段，不过大家的使用经验还不丰富，难免会遇到一些问题。

红光治疗每天做几次、每次照几分钟，这样的问题让很多家长感觉"拿不准"。有的家长还会想：是不是给孩子多用一会儿，治疗效果就会更好呢？

其实红光治疗是非常简单方便的，我们每天只要使用两次（两次间隔在4小时以上），每次照射 3 分钟的时间就可以了。

平常很多孩子要上学，所以我们不妨这样安排：让孩子在早晨起来时做一次，在傍晚或是晚上准备休息的时候再做一次。由于每次时间非常短，家长给孩子讲清楚这么做的好处，孩子一般都会很配合，家长也会觉得很轻松。

到了节假日，家长可能会带孩子进行户外活动，红光治疗也不用特意去减量。当然，如果外出旅游，户外活动比较多，又不方便携带红光治疗仪，这种被动减量或者短时间停用是可以的。

有的家长想获得更好的防控效果，想每天使用 3 次，但现阶段高功率设备通常不建议加次数。对于低功率红光治疗仪，的确有每天使用 3 次的孩子，目前发现效果还不错，但我们缺乏大样本的经验和总结，是否有必要这样做，还需要更多的证据。

小贴士

红光治疗的频次为每天 2 次，每次照射 3 分钟，早晨做 1 次，傍晚或者睡前再做一次。

50 红光治疗仪的瞳距如何调整？

除了要保持固定的频率和次数外，我们还要注意调整好瞳距，也就是要把两个镜筒分别对准孩子双眼的瞳孔，这样使用效果才会更理想。

有的孩子年龄还比较小，不太明白该怎么调整瞳距；有的孩子又比较调皮，治疗的时候不怎么配合，家长就要赶紧来帮忙，可以问一问孩子"双眼是不是看成一个点了"，要是孩子回答"看成两个点了"，那就可能是瞳距没调整好。

家长可以让孩子的双眼和目镜先保持大概 2cm 的距离，然后观察两个红色光斑和瞳孔是不是对正的，再让孩子慢慢地往前倾，等到双眼接触到目镜的时候，孩子视野中央就会出现一个"小太阳"。

现在也有一些弥散大光斑的产品，没有中央的高光强点，孩子看到的是两个"大太阳"。这种产品对注视的要求相对较低，但因为光斑很大，不像点状光斑那么容易融合，孩子只要能把两个光斑重叠，就说明双眼都对准了。红光会直接照射在眼睛的后极位置，这里的脉络膜和血管是最丰富的，照射效果也是最好的。

如果孩子太小，很难表达清楚，也可以采用手工定位瞳距的方法：在一张白纸上，按照孩子的瞳距来标记两点，例如孩子的瞳距是 55mm（可以直接参考验光单上的瞳距 PD），就在白纸的中央画两个点，让两点的距离为 55mm（见图 5-15），然后把白纸放在目镜上，再调整设备的瞳距，让两个光斑的中心点能够与这两点重合，这样基本上就不会有很大的偏差。

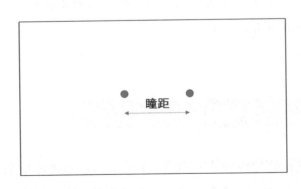

图 5-15　调整瞳距示意图

需要提醒的是，虽然每次红光治疗只有短短的 3 分钟，但家长也不能完全放任不管。有的孩子做红光治疗的时候，第一个月全家都特别上心，每天陪着孩子一起治疗。慢慢地，家人就有点松懈了，让孩子自己去做，结果却发现孩子有时候会偷懒，不是做着做着闭上了眼睛，就是起来玩一会儿再接着做，这肯定会影响效果。建议家长们多陪伴和监督孩子，共同完成近视防控这项艰巨的任务。

小贴士

> 用一张纸按照孩子验光单上的瞳距标记两个点，贴在目镜上，调整两个光斑中心与之大致重合，然后再让孩子微调，使双眼看到的光斑重叠即可。对于大的弥散光斑产品，要求双眼看到的光斑能够搭接即可。

51　红光治疗可以和其他防控手段一起用吗？

随着红光治疗应用越来越广泛，很多家长在学习和了解后也有了许多新的思考。有一部分家长特别关心红光治疗能不能与其他近视防控手段合用，想知道这样会不会产生"1+1 大于 2"的美好效果。

比如家长经常会问：照红光时能不能戴镜？对此，不同产品可能要求不同，遵循客服的指导即可。

至于角膜塑形镜，是可以和红光治疗一起进行的。这两种手段没有什么冲突之处，是值得推荐的方案。

在佩戴角膜塑形镜期间，孩子也可以直接裸眼照射红光。比如早晨起床后，先摘掉角膜塑形镜，湿润 2~5 分钟，就可以做红光治疗了。如果孩子在佩戴功能性框架镜，红光治疗时需要摘镜或者更换为普通眼镜。因为这类眼镜的镜片上存在一些微透镜，红光通过这些区域时会发生折射或能量分散，影响治疗效果，而普通单光镜片就不会有这种问题。

也有家长问：红光治疗能不能和低浓度阿托品合用？一般来说，孩子用的是低功率设备，那就可以和低浓度阿托品合用，因为低功率设备入眼能量很低，就算有的孩子用低浓度阿托品之后瞳孔可能会轻微散大，也是安全的。

孩子要是在用高功率红光治疗仪，就要具体情况具体分析了。通常，临床上高功率不建议与低浓度阿托品合用，但特殊情况除外，比如红光治疗使用效果不佳，照红光时瞳孔很小，或者即使用上低浓度阿托品，瞳孔也没有明显散大，对光反射良好，这时候就是可以合用的。具体应用时，家长要在有经验医生的指导下，遵医嘱进行。

小贴士

红光治疗除了与阿托品联合使用时需要严格遵医嘱以外，与其他防控手段均可联合使用，以取得更好的效果。

52 红光治疗会有副作用吗？

红光治疗毕竟是一种相对新颖的方法，虽然很多家长也学习了不少知识，但是在使用过程中可能还是会觉得不太踏实。

有的家长会过度关注孩子的眼睛，发现一点"风吹草动"，就会惶恐不安，甚至会胡乱联想，觉得是不是红光治疗有"副作用"，引起了孩子眼睛的某些病变。

其实，一些常见的眼表的小病变和红光治疗并没有什么显著的关联。比如，照射红光并不会引起结膜炎、麦粒肿（睑腺炎）等问题，孩子不注意用眼卫生才容易引发这些疾病，使得眼睛发红、发痒。

家长可以仔细观察一下孩子的眼睛，如果发现眼睛只是有点红，但还没有畏光的情况，就不影响红光治疗的使用。要是结膜炎比较严重，眼睛红，并且出现了畏光症状，则需要停用红光治疗，并到医院检查用药。

干眼症在孩子中也是比较多见的情况，特别是在孩子频繁看手机、上网课的情况下，更容易觉得眼睛干燥、难受，但这同样不影响红光治疗的进行。建议家长给孩子用一些玻璃酸钠、地夸磷索钠滴眼液，在红光治疗的时候，要提醒孩子别把眼睛紧紧地压在镜筒上，也不要死死地盯着看，可以保持正常的眨眼。

还有一个让很多家长感到疑惑的问题是"飞蚊症"。有的孩子在使用红光治疗时，会特别关注眼睛的感受，再加上在高亮度的背景下，孩子更容易观察到"飞蚊"，但这也不是红光引起的，而且是一种无害的现象，所以家长也不用过度焦虑。

上面所讲的，除了畏光现象外，都是不需要停用红光治疗的。那么，在哪些情况下，家长需要谨慎使用或者停用呢？

第一种情况是孩子照完红光后，出现了眼角抽动。这可能是多巴胺分泌持续增加造成的，这种情况一般在停用后就会好转。

再一个是"后像"的问题。这是一种视觉生理现象，即视觉刺激虽然已经停止了，但我们对形象的感觉不会立刻消失，而是会逐渐减弱。在使用红光治疗时，后像一般会在 6 分钟内消退。如果后像消退所需的时间太长，比如超过了 10 分钟，说明光吸收可能不太好，会影响使用效果，医生可能也会建议家长先停用。但对于后像长短与效果之间的具体关系，目前也不是特别清晰，也需要更多的数据才能明确。

还有一种需要注意的现象是"颜色异常"或者"异常光斑"。有个别家长反映，孩子在照完红光后，说自己看东西的颜色跟以前完全不一样了，或者眼前有异常光斑持续不退，这时需要家长密切观察，如果持续不改善的话，需要停止红光治疗。可以进行 MERG 或者微视野等客观检查，查看是否存在视锥细胞的功能损伤。临床中曾遇到过这种不良反应的孩子，微视野（见图 5-16）或者 MERG 出现损伤（见图 5-17），他们使用的都是高斯光束红光治疗仪，所幸在停用后，孩子眼前的异常光斑都消退了，视力未受影响。

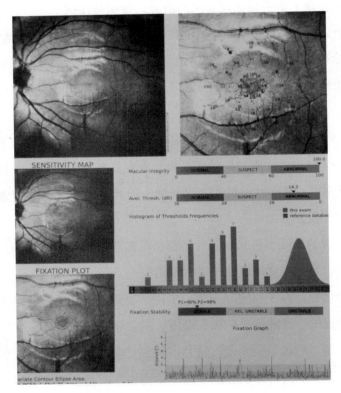

图 5-16　红光治疗后发生的微视野损伤报告单

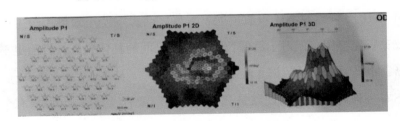

图 5-17　红光治疗后发生的 MERG 损伤报告单

从这里也能看出我们现在对红光治疗所持的态度，那就是一定要确保安全。如果孩子在使用中出现了明显的不适，或是有什么异常情况，我们宁可不用，也不愿出现任何问题。

小贴士

> 传统的红光治疗设备可能发生小概率的眼底不良反应，所幸停用后是可以恢复的。使用光路和光斑升级后的设备，目前尚未见到眼底不良反应发生。干眼症和飞蚊症也是红光治疗过程中可能发生的轻微不良反应。

53　红光治疗效果不理想，原因有哪些?

红光治疗的防控效果是有目共睹的，也在多个随机对照临床试验中得到了确认。对于多数孩子来说，坚持使用 1~3 个月就能看到效果，有的光学眼轴轻微缩短，有的增速明显放缓，裸眼视力通常也会有少许提升，这样的变化常常让很多家长喜出望外。

但凡事无绝对，在临床中，我们的确也发现了一部分效果不佳的案例。有一些孩子坚持了 2 个月红光治疗，眼轴的增速却没有放缓；也有一些孩子一只眼睛效果很好，另一只眼睛效果却不明显；有的孩子红光治疗 3 个月，一只眼的眼轴回退了 0.1mm，另一只却增长了 0.1mm。

出现这种情况，我们就要综合分析各方面的原因，看看是孩子本身对红光治疗不敏感，还是有后像过长之类的问题，或是没有严格按照要求使用。

比如前面说过的调整瞳距问题，就是容易被家长忽略的。我们得保证孩子的两只眼睛都是对正瞳孔的，红光照射的效果才是最佳的，疗效也才是最好的。但孩子可能不太理解这个问题，需要家长用简单的语言给孩子讲清楚，让孩子能够知道怎么去找"小太阳"，怎么去看完整的光晕。

一些孩子有明显的斜视或是隐斜视，家长就算再努力指导，他也看不成一个"小太阳"，很难对正瞳孔，这样就会造成一只眼治疗效果好，另一只眼的效果却很不好。对此，我们可以考虑让孩子分别做单眼，常常会得到明显的改善。

还有一种影响效果的原因是孩子的不良用眼习惯。有的孩子一如既往地长时间、近距离阅读，或是躺着玩手机、歪着头写字，这些都会在无形中增加近视防控的难度；或者两只眼睛用眼负荷不同，而我们虽然有了红光治疗这面防御"盾牌"，却不足以抵御这么多进攻性因素，孩子的近视问题就还是会继续发展。所以在效果不好的时候，家长先别忙着怀疑红光治疗的效用，而是要先看看孩子的用眼习惯有没有得到纠正、自己的监督有没有做到位。

上面提到的这些注意事项，如果家长和孩子都认真做好了，治疗的效果还是不太理想，那也可以考虑调高功率，或是辅助外激光照射，或是用低浓度阿托品来加强效果。不管采用哪种替代方法，家长都得先咨询专业眼科医生，然后在医生的指导下进行。

小贴士

红光治疗的效果不达标时，通常有如下几种原因：一是孩子用眼负荷仍过重，二是设备功率过低，三是瞳距没调整好，四是孩子的确对红光治疗不敏感。

54 望远训练，如何让效果更明显？

长时间盯着近处看会引起成像滞后，加速近视的发展。很多家长了解了这个事实后，就会很自然地想：平时多让孩子看看远处，放松眼睛，不就能够起到治疗近视的目的吗？

这个想法是对的，望远的确就是最简单的雾视治疗，但如果只是泛泛地远眺，还不足以影响晶状体、睫状肌，我们还得提醒孩子集中注意力"凝视"远处的物体，一定要努力看清细节，才会有效果。

这是为什么呢？因为在一段时间的近距离阅读后，晶状体可能处于痉挛的状态，成像点会落在视网膜的前面。这时候我们专心致志地凝视远处的物体，在大脑皮质、神经系统的影响下，睫状肌异常紧张的问题就能得到缓解，晶状体也会变得扁平一些，成像点会向后移到视网膜上。这时候脉络膜也会充血，在两种作用的叠加下，我们才能够看清楚远处的目标。

这种作用要是能够反复出现，就能不断扩大眼睛调节远近的范围，有助于防控近视，这和远雾视训练的原理是一致的。

家长们可能会觉得这一套机制有点复杂难懂，其实想要在生活中应用并不难。前段时间，有一条特别有趣的新闻，说的是：杭州有所小学为了预防孩子近视，在校园里投放了 24 只松鼠玩偶。这些玩偶的样子特别可爱，吸引了孩子们的注意。以前下课后，很多孩子习惯窝在教室里，现在却会经常到校园里走一走，看一看远处，找一找自己喜欢的"小松鼠"。

这些"小松鼠"被挂在高高的树上，有的还躲在树叶下面，孩子想要看清它们的样子，就得让自己的注意力聚焦，达到专心致志凝视的目的。这和远雾视的原理也是吻合的。

孩子们平时在教室里学习，需要长时间、近距离用眼，难免会出现晶状体变凸、脉络膜变薄的问题。这对近视可以说是一种进攻性因素，我们假设每"看近处"15 分钟减掉 0.1 分，慢慢累积到 100 分时，孩子的近视度就增加了 100 度。但要是下课后出去望远凝视 5 分钟，又可以让晶状体拉扁，脉络膜增厚，有助于减缓近视的发展，可以算是增加了 0.1 分。近视就是在这种加加减减中进一步发展或是得到改善的，具体会走向哪一边，就取决于这扣分和得分的最终结果了。

作为家长，我们不能忽略任何一个得分项，平时要多提醒孩子做做望远凝视训练。一般我们推荐孩子去看看远方的树叶，这里要强调一下，这种训练不是让孩子看一整棵树，而是要从一个看不清某片树叶的地方，聚精会神地努力地去凝视，直到看清那一片叶子。这个方法操作起来非常简单，家长可以让孩子去试试，如果觉得不够有趣，也可以学习杭州那所学校的做法，在一些较远的地方放置一些玩偶，让孩子像玩游戏一样，边玩、边找、边凝视，这样既达到了防控近视的目的，还不会让孩子感觉枯燥乏味。

小贴士

> 如果孩子养成凝视远望的习惯，对近视防控是很有利的。凝视远望时，需要集中注意力"凝视"远处的物体，要努力看清细节，才会有效果。

55 如何上网课才能不近视？

上网课时延长了孩子近距离用眼时间，户外活动也减少了，难免会让一些孩子的近视问题加速发展。最近发表的一篇文章研究了浙江省近百万儿童在 2020 年近视增长的基线，发现居然比上年提升了 8~9 个百分点。

看到这个惊人的数字，忧心忡忡的家长可能会说："要不，我们别让孩子上网课了？"这种想法当然是不现实的，如果为了防控近视随便缺课，导致孩子跟不上进度，成绩下降，那就成了本末倒置的事情。所以，家长们要考虑的不是应不应该上网课的问题，而是如何用正确的方式上网课才能避免近视。

这里我们要特别注意一个关键问题，就是上网课时听课设备与孩子眼睛之间的距离。现在很多家庭常用的设备就是平板电脑、手机和电脑，它们在使用时离孩子眼睛相对比较近，对视觉的刺激比较强烈。其中手机的刺激效果是最严重的，一节网课 40 分钟，孩子一直盯着小小的手机屏幕，容易引起视疲劳、干眼症。

　　所以我们得想办法增加观看距离。大家可以参考图 5-18 中的网课学习环境，通过连接线把电脑上的画面转移到电视上，这样孩子眼睛与屏幕之间的距离从 0.4m 左右一下子增加到了 2.5m，成像滞后消失，对近视的刺激就减小了很多。

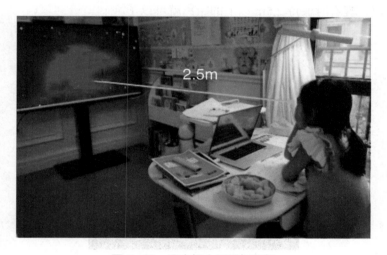

图 5-18　用电视上网课场景图

　　家长们可以根据家庭实际条件合理安排，让大屏幕与眼睛的距离能够保持在 2.5m 以上。另外，家长别忘了提醒孩子，除了上课互动环节需要短时间操作小屏幕外，其他时间都要坚持看大屏幕。只要家长把道理给孩子讲明白，把工作做到位，孩子还是能够理解的。

　　有的家长询问："家里有电视，也有投影，用哪一种对孩子的眼睛更好？"其实这两种方法有各自的优点。我们看投影，看的是投影机反射出来的光，比直射光对眼睛的刺激更小，而且投影呈现的画面效果更大、距离更远；而电视相对便宜一些，使用起来也更加方便。家长可以根据家里的实际条件和孩子的使用习惯来进行选择。

但是，我们一定要注意投影有亮度要求，原则上是"ANSI 流明大于4000lux"，其实是越亮越好，能达到 8000lux 以上是最好的，4000lux 只是一个最基础的限制。这是一个什么概念呢？就是我们白天开着窗帘播放投影，画面依然很清晰（见图 5-19），要是达不到这样的亮度，还得拉上窗帘上网课，那就没什么意义了。家长不妨先对比一下，如果家里的投影亮度不够，那还不如使用电视。房间不大的话，一般选择 43 英寸、47 英寸的电视，用支架、壁挂固定，观看时保持 2.5m 以上的距离就可以了。

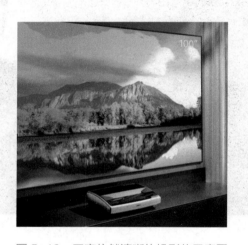

图 5-19　开窗依然清晰的投影仪示意图

现在网络上有一些说法，认为投影对视疲劳的增加更为严重，所以还是用电视好。2019 年的一项研究和测试得出了类似的结论：观看投影比观看液晶电视更容易引起视疲劳[47]，至于投影采用的是金属屏还是玻璃微珠幕，对人眼的影响没有明显的差异。从视疲劳的角度来看，投影和电视其实区别不大，只要能够满足明光下开窗帘看得很清晰、对比度很好的条件，用投影也是可以的，不能满足的话，还是电视更好。

如果没有条件连接电视，只能用平板电脑上网课，我们也可以考虑佩戴读写镜。当然，上网课最佳的"神器"，还是电子远像屏，可以实现一边学习，一边护眼。

小贴士

　　上网课时，不要直接使用平板电脑等电子产品，应该采用投屏方式，连接到大屏幕上观看，或者使用电子远像屏，保持用眼距离在 2.5m 以上，可以有效防控近视发展。

56　基因与近视的关系

　　图 5-20 是北京同仁医院王宁利教授团队统计的中国大学生（安阳地区）的近视情况分布图，人群平均的近视度是 $-2.93 \pm 2.48D$。我们可以看到，即使在现代社会大量近距离用眼的环境下，仍然有 9.4% 的人群成年后仍保持正视，甚至还有少量人群有远视。

　　要知道这是大学生的统计数据。能考上大学的孩子，用眼学习不会很少，当年他们可没有"双减"，用眼强度一直是"过劳"的；那时候，也没有红光、离焦镜、远像雾视等手段可广泛使用。但就是在这样的环境下，还有超过 10% 的人直到成年仍然可以保持不近视，这里面更多的功劳可能是来自自身的基因。

　　王宁利教授在一篇研究近视基因的论文中 [48]，寻找了这些人群不近视的答案。文章认为，眼轴短、前房浅等眼部解剖特征，可能与抑制近视的作用相关。有趣的是，上述特征与闭角型青光眼的眼部解剖特征表型一致。文章提出：原发性闭角型青光眼相关的风险基因，可能就是近视的保护性基因。现在，科学家们已经发现 ABCC5 和 CHAT 基因上的位点可能是近视的保护性因素。这种基因研究，正是为寻求有效的近视干预靶点开辟道路。也许，未来孩子们可以享受到这种基因靶向治疗，进行简单有效的近视防控。

　　基因对近视的影响，简单地理解，就是有些人，如图 5-20 右侧 5% 所代

表的人群，天生携带青光眼的易感基因。他们往往是远视眼，眼轴增长机制
与正常人不一样，怎么用眼都不长眼轴，所以很难近视。反过来讲，高度近
视的一部分人群，如图 5-20 左侧 5% 所代表的人群，眼轴增长机制与正常人
也不一样，不用眼也长眼轴，所以很难控制。

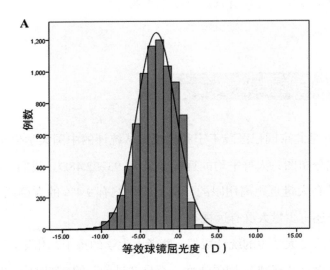

图 5-20　安阳大学生眼病研究中屈光度的分布图

　　大部分的普通人群，近视进展速度是先天性因素和后天用眼强度共同作
用的结果。合理的近视防控手段可以有效地防控近视的进展，不少孩子甚至
可以获得近视零增长的功效。

　　如何判断自己的孩子，先天性因素在近视发展中占据多少权重呢？现
在，技术上我们已经有了基因筛查的手段。基因筛查的目的，一是预警，如
果发现孩子携带早发性高度近视基因，那么孩子从小的近视临床随诊和干
预，应该引起家长的高度关注，不能仅限于行为防控，应该尽早开始医学干
预；二是帮助家长合理地管理近视防控预期。

　　有高度近视家族病史的人群或者疑似高度近视的孩子都可以进行高度近
视易感基因的筛查，目前可以检测和分析高度近视相关的 16 个基因、15 个

易感位点、8 个致病位点，做到早发现、早预防、早治疗。随着技术的进步，筛查范围还会逐渐扩大。取样也很简单，只需要 2ml 唾液或者 2~5ml EDTA 抗凝血样，价格也不算贵。所以，现在很多专家提出倡议，鼓励早发性近视的孩子去做高度近视易感基因筛查。

小贴士

　　有 10% 的人群始终不近视，还有 5% 的人群很早就近视，而且发展得非常快，这可能与基因有关。但对于大多数人来说，近视的发展由先天性的基因和后天性的用眼环境共同影响。

第六章

对症"开方"

不同阶段的个性化防控方案

57 警惕"近视潜伏期"，0 ～ 6 岁应该做什么？

防控近视的黄金年龄是 6~12 岁，但这并不是说孩子 0~6 岁时家长啥都不用管。

世界上有些国家，孩子在出生后就会接受全面、规范的眼科检查，家长们对孩子视力的发展也非常重视。在我国，目前普遍要等到孩子上了小学，慢慢出现了近视问题，家长才会有这方面的意识。这在一定程度上导致了我国儿童青少年总体近视率居高不下。

0~6 岁是孩子的屈光系统和视网膜逐渐发育的时期，视力也在慢慢提升。刚生下来的小宝宝，因为眼球比较小、眼轴短，一般都是处于大远视状态，看不清身边的人；随着眼球逐渐长大，眼轴逐渐变长，远视度数就会逐渐降低，会趋向于正视，医学上把这称为"正视化过程"。"正视化"过早，远视储备提前消耗，就容易发展为近视。0~6 岁时，家长要做的，就是给孩子进行几次常规检查，对远视储备的提前消耗做到"早发现、早预防"。

然而，我们经常看到部分家长把电子产品当成"育儿神器"，让两三岁的孩子长时间、近距离盯着屏幕，导致用眼过度；还有些家长不想让孩子输在"起跑线上"，让三四岁的孩子每天长时间读绘本、画画、写字、练习乐器，却很少带他们去户外活动，这些做法都是在加重近视的进攻性因素，同时也在消耗孩子的"远视储备"，会让孩子过早转为正视，进而发展为近视。

对于 0~6 岁的孩子，家长要鼓励他们多去户外，哪怕不参加体育运动，只是晒晒太阳，对眼睛也是有好处的。至于电子产品的使用，家长也得重视起来，根据教育部发布的《学前、小学、中学等不同学段近视防控指引》，0~3 岁的小宝宝是不可以用手机、平板电脑、电脑等电子产品的，3~6 岁的幼儿也要尽量避免接触和使用。

如果家长想要对孩子进行早教，也得注意控制时长，每次最好不要超过20 分钟，同时还要调整好环境光照亮度，使用的书籍、曲谱、绘本等的字体也要尽量大一些，不能让孩子太"费眼"。

有条件的话，家长要尽早给孩子建立屈光发育档案，特别是在 3 岁以后，每隔 6~12 个月都要监测视力和屈光发育情况，这样才能及时发现异常，也可以抓紧时间防控、诊治。

小贴士

　　6 岁以前，孩子富余时间比较多，应该加强户外活动。3 岁起开始建立屈光档案，及时发现问题。

58 "远视储备不足"是怎么回事？

在上一节，我们提到了一个名词"远视储备"，它指的就是孩子在"正视化过程"前的远视的程度。我们可以把它理解成"对抗"近视的"缓冲区"，或是孩子的"视力存款"。如果远视储备逐渐减少，眼睛就会逐渐靠近正视，一旦过早地跨过了正视这条门槛，近视就在所难免了。

那么，我们怎样才能知道孩子的远视储备够不够呢？只查验光和视力显然不够，我们还得重点检查孩子的眼轴、曲率，由此可以大致计算出远视储备,再和对应年龄的平均远视储备(见表 6-1)比较一下,就能够发现问题了。

表 6-1 正常的远视储备值

年 龄	远视储备(参考值)
4~5 岁	200~250 度
6~7 岁	175~200 度
8 岁	150~175 度
9 岁	125 度
10 岁	100 度
11 岁	75 度
12 岁	50 度

对照上面这个表格,家长也能看出孩子是不是已经出现了"远视储备不足"的问题。一般在这个时候,孩子的裸眼视力还是正常的,所以家长很容易被迷惑。像 6 岁的孩子,正常视力在 0.8 左右,可有的孩子已经达到 1.5 了,看东西非常清楚,家长还觉得挺开心,认为自家的孩子"眼力好",殊不知这种"眼力"的代价是远视储备快要被消耗完了,孩子已经转为正视了。等到入学后,近距离用眼的时间大大延长,再加上眼轴会自然生长,孩子很快就要近视了。

所以说远视储备实在是太重要了,家长一定要帮孩子保护好这笔"视力存款"。除了要教孩子正确用眼外,还可以从环境灯光、睡眠、饮食等方面进行改善。有必要的话还要咨询医生,给孩子用上红光治疗、光学矫正、药物治疗等医学防控办法,才能尽可能地减少远视储备的消耗。

小贴士

孩子在 3 岁时,有近 300 度远视,叫作远视储备,随着生长发育逐渐减少,正常情况应在成年时正好把远视储备消耗完毕。如果过早消耗这笔"存款",就叫作远视储备不足,此时孩子没有任何视力上的问题,所以很容易被家长忽略。

59 还没近视不等于没事，"低度远视"也算近视

"医生，孩子视力多少算好，多少算差呀？"家长们总觉得近视度数是衡量视力好坏的唯一标准，所以常常会问我们这样的问题。可事实上，没有近视度数并不等于真的没事了。

不妨来看一下国家卫生健康委办公厅最新印发的关于青少年近视防控工作的通知，这份官方文件对"视力不良"进行了清楚的定义，还根据散瞳后验光测定的等效球镜（SE）度数，把近视分成了下面这三类：

> （1）近视前期：$-0.50D < SE \leq +0.75D$（< 12 岁）
>
> （2）低度近视：$-6.00D < SE \leq -0.50D$
>
> （3）高度近视：$SE \leq -6.00D$

给大家分析一下这三组数字，其中标有"$-$"号的数字代表近视度数，标有"$+$"号的数字代表远视度数，"$1D$"就是通常说的 100 度。不难发现，这个分类标准已经考虑到了"远视储备"的问题，把远视储备低于 75 度的状态，归入了第一类近视——近视前期。

这么划分，是个好消息。因为一些家长，甚至包括部分医生，对孩子视力的关注还停留在只关心"近视度数"的层面。孩子只要验光没验出近视度数，他们就不当回事，也没有采取近视防控手段，这其实是在"干等着近视"。

我们不能再单纯从"近视度数"出发，去判断孩子的视力好坏了，而是要根据遗传因素和孩子所处的年龄段，评估远视储备的多少，估测近视发展的状况，再决定采取什么样的防控手段。我们不能只看孩子视力还好，就认为"没事，回家观察，注意用眼习惯"，而是要发挥自己的专业作用，指导

家长定期带孩子检测眼轴，记录眼轴的动态增速，因为相对于视力和近视度来说，眼轴才是最准确、灵敏、客观的数值，更值得我们关注。我们可以据此制定防控方案、及时采取措施，才不会耽误孩子最佳的近视防控时机。

小贴士

国家卫生健康委办公厅最新印发的关于青少年近视防控工作的通知，将远视储备低于 75 度的状态，归类为低度近视。及时发现远视储备不足，在此阶段进行有效干预，是预防近视发生的关键，需要家长们关注。

60　近视前期，分阶段做好防控工作

近视按照发展程度可以大致分为近视前期、低度近视、高度近视三个阶段。不同阶段，近视防控的目标和预期都会有所不同，医生建议的防控手段也都不一样。

由于目前还没有这方面的行业指南，我们根据长期积累的实践经验总结出了一套科学的防控方案，主要是在坚持行为防控的基础上，再选择几种医疗防控的方法进行联合防控，这在医学上被称为"鸡尾酒疗法"，能够发挥"1+1 大于 2"的效果。

在选择医疗防控方法时，应遵循几个原则：一是家庭经济负担小，大部分家庭都能够轻松地执行；二是孩子依从性好，也就是能够较好地配合这些疗法，不会因为近视防控弄得家里"鸡飞狗跳"；三是花费的时间少，这样不但能够起到防控的效果，还不会影响孩子正常的学习和生活，家长也会觉得非常省力。

具体来看，如果孩子现在还有 100~200 度的远视储备，这就是一个非常

重要的预防阶段。做好了防控工作，可以让孩子晚一点近视，甚至可以不近视。在这个阶段，我们要以行为防控为主，每天保证 2~3 个小时的户外活动时间，有条件的话还可以再延长一些时间。在孩子需要用眼学习、娱乐的时候，家长要对距离和时间进行控制，得让孩子牢记并遵守"一拳一尺一寸"的距离原则和"20—20—20"的时间原则，每学习 20 分钟，就要休息 20 秒，向距离 20 英尺（6m）的地方做一下望远训练，学习的时候还可以用上拉远镜，用远像屏上网课或者把电子产品接到电视上看。

在进行行为防控的同时，我们要注意带孩子查眼轴，最好每 3 个月到半年观察一次眼轴，看看增长速度，如果速度一直很慢，就可以继续维持上面这些行为防控的办法。

如果孩子只有 25~75 度的远视储备，也就是说远视储备已经不太够用了，我们可不能听任这种情况发展下去，否则用不了一两年孩子就可能发生近视。

所以，这个阶段对近视防控的需求是非常迫切的，我们要以行为防控为主，同时辅助一些医疗预防措施。像红光治疗就是最有效的预防手段，从孩子没近视的时候就可以使用了，再加上周边离焦镜、调节力训练、读写镜、远像装置等方法，尽可能把近视的防御性因素补足，才能更好地对抗进攻性因素。

之所以提前用上这些医疗预防手段，一方面是为了避免远视储备耗尽，另一方面也是因为这些手段在停用后多多少少都会有反弹的情况，所以我们要准备一点"提前量"，给停用留一点反弹的空间。

小贴士

　　75 度远视储备以上时，以行为防控为主，多进行户外活动，控制用眼距离和时间。当远视储备不足 75 度时，可以开始进行医疗防控，尽量推迟近视的到来。

61 高度近视，尤其需要"高度关注"

孩子如果在 10 岁以前就出现了 550 度以上的近视，往往和遗传因素有关。这也意味着我们做近视防控会非常困难，效果也会比较差。但我们不能因此就不去保护孩子的眼睛，而是要更加努力地延缓近视发展，避免近视度数快速增长，同时也能够减少高度近视引发眼病的可能。

在这个阶段，我们要继续督促孩子做行为防控，还要坚持戴镜，不过角膜塑形镜已经不适用了，可以让孩子佩戴功能性框架镜、普通框架镜，也可以选择戴隐形眼镜。

红光治疗是基础方法，高度近视患者眼底病变的原因就是脉络膜明显地薄变萎缩，而红光治疗就是直接治疗这种萎缩的。不过我们不能期盼像其他孩子那样能够通过红光治疗就把眼轴的增长"压"住，只能要求眼轴长得慢一点，就算是达到防控目标。建议使用安全等级高的均匀光斑产品，在确保安全的前提下追求眼轴的低增长。注意做好定期复查。在复查前可以先问问孩子的使用感受，看看有没有什么异常的反应，如果有异常就要马上反馈给医生。

远像装置是重要的治疗手段，应该让孩子尽量使用远像装置来进行娱乐和学习。

另外，阿托品也是有一定作用的，但需要在医生的指导下合理使用。调节力训练对高度近视的效果不是很明显，如果没有时间坚持，可以放弃。

在复查时主要是查眼轴、眼底，像眼轴一般每 3 个月要测量一次，有家长 2 个月带孩子测量一次也是没问题的，因为这种测量是完全无创的，家长不用担心它的安全性。通过眼轴检查结果，家长就能看出防控手段是不是真的有效，如果效果不太理想，医生也会提出一些建议，方便家长调整防控策略。至于查眼底、黄斑 OCT 则是为了评价红光治疗的安全性，让孩子能够更加安心地使用。

　　每次复查都会查一下验光，不必散瞳，结果只作为大概的参考，所以家长不用因为这次验500度、下次是600度就对防控手段产生怀疑，我们还是要看眼轴的数据，眼轴没增长就不必着急。

　　孩子进入高度近视的阶段，家长需要认真地学习近视防控的相关知识，努力地付诸实践。高度近视的眼睛是一种带病状态，度数越高，风险越大，一定要进行积极有效的防控，这对孩子终身的眼健康至关重要。

小贴士

　　对于已经进入或者即将进入高度近视的孩子，家长需要学习和运用近视防控的相关知识，避免孩子眼病的风险继续增加。目前的医学手段，包括红光、成像超前以及远像雾视疗法，对高度近视阶段的控制能力较强，可有效延缓眼轴的增长。

第七章

亲子配合
打响家庭"近视攻防战"

62 孩子近视有"信号"，家长早发现早干预

当孩子被诊断为"近视"之后，大部分的家长都是同样的反应——懊悔至极，然后一边叹气、一边着急地说："唉，真后悔啊！大意了！都怪我们太粗心，没有发现孩子已经近视了，拖了这么久才来做检查……"

是啊，要是我们能够多多留意，发现近视的"蛛丝马迹"，就可以提早进行干预了，孩子也就不会过早近视，甚至还有可能不近视。

在孩子的远视储备消耗殆尽的时候，确实是有一些"信号"的，像孩子看东西的时候距离越来越近，看电视时要把小凳子搬到电视机前面，看书、写作业的时候头越来越低，这就说明孩子看东西已经不太清楚了。有时候孩子还会歪着头看东西，这在眼科中称为"代偿头位"，它能够改变光线入射的角度，达到暂时看清的效果，所以孩子才会不知不觉地这么做。

另外，孩子视力下降，看东西不清晰，还会不由自主地眯着眼睛去看，这是因为眯眼时眼睑能遮挡住部分瞳孔，减少光线的弥散，因而能够在短时间内提高视力。

也有一些孩子因为眼睛容易疲劳、难受，会频繁地揉眼睛，想要让自己舒服一点。可是揉眼睛会损伤角膜，可能引起慢性结膜炎，让眼睛感到又酸又痒，这时候孩子又会不断地眨眼睛，甚至还会拉扯眼角。有的孩子还会出

现烦躁、注意力下降的情况。

家长可以先和孩子交流一下，问一问他的感受，再了解一下上面这些情况已经出现了多长时间。这里要提醒家长注意沟通的方式，千万不要用责备、逼问的语气去和孩子交谈，以免孩子因为害怕，不敢说出真实的感觉。

在了解了情况后，家长要及时带孩子接受眼科检查，千万不能抱着侥幸心理，觉得孩子休息一段时间就能好。我们要争取及早发现问题，以便于下一步的防控和治疗。

小贴士

> 孩子在低度近视阶段，经常会有歪头、眯眼、挤眼等小动作，当这些"信号"出现时，家长应该及时关注，进行检查，避免孩子近视进一步发展，陷入不得不戴镜的窘境。

63 家长配合减负，不盲目参加课外班

有句老话"望子成龙，望女成凤"，用在中国父母身上非常合适。家长们对于孩子的教育问题都特别上心，有的从孩子刚学会走路的时候，就开始操心给孩子报早教班了；更别提孩子上学以后了，什么奥数班、写作班、口语班应有尽有。不少家长还存在强烈的攀比心理，一听说别人家的孩子报了两个补习班，就想给自家的孩子报上三四个补习班，却没有想到这样会给孩子的眼睛增加多少额外的负担。

《儿童蓝皮书：中国儿童发展报告（2019）》对儿童校外生活状况进行了调研。这份报告显示，有六成儿童都要上课外班，每名儿童平均每年在课外班的花费高达9211元。对一般的家庭来说，上课外班已经成了一笔不小的开支，而在这种显性的经济支出之外，还有一笔"隐性成本"，就是孩子的

视力健康。

有的孩子处于学习的关键阶段，可能要上好几个补习班，用眼强度大，近视发展很快。家长如果没有给孩子进行有效的近视防控，可能 3~5 个月就得换一次眼镜，不仅近视的增长得不到控制，换眼镜的钱也没少花。在关心孩子学习的同时，我们也绝对不要忽视近视防控这个重要任务。如果孩子近视发展的速度已经非常快了，家长应当想办法给孩子减负，并采取措施进行控制，否则孩子的眼睛可能向高度近视、病理性近视的方向发展。

庆幸的是，义务教育阶段的"双减"政策已经落地，校外培训造成的负担大大减轻，一些不规范的补习机构也被叫停，动辄就给孩子报四五个补习班的情况越来越少了，这对孩子和家庭都是一件好事。家庭经济压力减轻了不少，家长不用再牺牲生活质量去报班；孩子近距离用眼的时间也会减少，还可以合理分配一些时间去做户外活动，这对保护视力是很有帮助的。

家长也可以重新看待"补课"这个问题，并不是说一定不能让孩子接受补习，而是要充分考虑必要性，只做适量适度的补习，避免孩子长时间近距离用眼。另外，家长平时要提醒孩子注意劳逸结合，学习 20 分钟要休息片刻，还可以采用合理的器具，让孩子用眼和护眼相结合，既能学到知识，又不会造成近视。

小贴士

合理"补课"，避免孩子长时间近距离用眼；注意劳逸结合，学习 20 分钟要休息片刻。建议采用远像装置，用眼和护眼相结合。

64 良好读写姿势，需要尽早培养

在孩子的不良用眼行为中，读写姿势不正确是一个不容忽视的大问题。有时家长明明看见孩子的姿势不正确，也没往心里去，还说："没事，等孩子大一点，慢慢就会纠正过来。"可孩子的习惯一旦养成，就很难改变。

有位家长说，她刚上一年级的孩子总是习惯趴在桌子上写字，眼睛离作业本很近，开始她以为是灯光的问题，还专门去买了一台护眼台灯，可孩子就是改不掉这种坏毛病，家长很担心孩子会近视、驼背。

还有一位家长说，孩子总爱歪着头写字，写字的时候身子扭着，本子也是歪的，写出的字特别难看。家长每次帮她纠正，可一离开她身边，她又会回到那个别扭的姿势，让家长无可奈何。

这些错误的姿势不光会影响孩子的脊椎发育，还会让用眼距离变得越来越近，容易引起近视。有数据显示，小学生的近视问题有 30% 是因为读写姿势不正确造成的。如果孩子总是歪着头学习，更容易引起双眼屈光参差，通俗地讲，就是一只眼睛近视度数大，另一只眼睛度数小。

因此，家长一定要及早纠正孩子的读写姿势，不仅让孩子掌握"一拳一尺一寸"原则，还要注意"头正、身直、臂开、足安"这几个要点。

所谓"一拳"，指的是胸部离书桌一拳，这样可以让孩子的坐姿更加挺拔，有利于脊柱的正常发育；"一尺"，指的是双眼与书本保持一尺的距离，就是说用眼的实际距离至少要在 33cm；"一寸"，指的是握笔时手指距离笔尖一寸（3.3cm），有的孩子在这方面不太注意，握笔太靠前，看不见笔尖，写字的时候就会歪头，一歪头就会破坏整体端正的姿势，用眼的负荷也会增加。还有的孩子一只眼的眼轴长得很快，另一只眼长得慢，跟这也有一定的关系。

"头正"就是头部要端正，不能向左或向右倾斜，这样才能保持眼睛离桌面一尺，也能避免双眼屈光参差；"身直"就是上身端正挺直，不能歪歪扭扭，这样才能保持胸部离桌子一拳；"臂开"就是两肩要保持齐平，双臂自然张开，一只手握笔，一只手按纸，这样左臂、右臂和身体能够形成稳定的三角支撑，姿势就不会轻易歪斜；"足安"就是两脚要平放在地面上，不能一前一后或是叠放在一起，更不能翘二郎腿。

家长可以给孩子做个示范，让孩子掌握这些姿势的要点。建议每天拿出15分钟专注于握笔姿势的训练，帮助孩子建立好的习惯，避免孩子专注学习时被经常打断。如果孩子在短时间内改不过来，家长也不要发脾气、大吼大叫，甚至"动用武力"，而是要耐心、温柔地提醒，让孩子慢慢养成好习惯。另外，孩子长时间保持一个姿势，容易产生疲劳感，所以每隔一段时间，家长还要提醒孩子起来休息一下，活动一下腰部、颈部和手臂。

小贴士

> 家长要尽早纠正孩子的读写姿势，让孩子掌握"一拳一尺一寸"原则，注意"头正、身直、臂开、足安"这几个要点。

65　坐姿矫正器是"智商税"，还是防近视法宝？

"孩子坐没坐相，站没站相，眼睛都快贴到作业本上了，说了也不听，真让人发愁。"在纠正孩子读写姿势的时候，很多家长都会有这样的苦恼。

有痛点，也就有了需求，反应灵敏的商家很快就推出了形形色色的"坐姿矫正器"，宣称能够帮助孩子挺拔身姿、告别驼背、预防近视。不少家长不觉心动，但又害怕会交"智商税"。

那么，坐姿矫正器对预防近视的效果如何呢？我们不妨来看看市面上几种常见的坐姿矫正器。一种是下巴托型的矫正器，使用时可以托住孩子的下巴，防止眼睛和书本靠得太近，另外这种矫正器还会配一个顶住胸部的胸托，帮助孩子养成"离桌一拳"的良好坐姿。但孩子胸部被顶住时，手肘时有悬空的情况发生，书写时借不上力，很不舒服，于是一些孩子就会歪着身子，以便把手肘靠在桌面上，矫正坐姿的愿望也就不易达成。也有一些习惯性趴着写字的孩子，身体会不由自主地往前倾，这时候胸托反而会变成一种阻挡物，会让孩子的背部不知不觉地往外"拱"，头部一再地往前伸，使得整体姿势看上去更加别扭。

比较理想的坐姿矫正装置，会在肘部设置肘拖，这样孩子保持一拳距离时，手肘有地方依靠，坐姿自然就端正了。

还有一种矫正器是把一个长杆子固定在桌面上，把孩子挡在杆子外，用限制坐姿的做法，让他们不得不保持上身挺直。这种杆子一般还会配有转轴，可以调节角度，不用的时候平放在桌面上，就不会占用太多空间。但是，它在使用过程中也会遭到孩子的抵触。听一位家长说，她9岁的女儿经常会趁家长不注意，把杆子放平，再趴在上面写字。家长无可奈何，最后索性把矫正器拆掉了事。

还有一些智能化的距离监控和报警装置，都有一定作用，但有时可能因为提醒过于频繁，而遭到孩子的"抵制"。

总之，想要改善孩子的坐姿，单纯依靠坐姿矫正器是不够的。如果孩子没有从意识上认识到端坐的好处，不能靠自身的肌肉力量维持正确的坐姿，那么只要一拿开矫正器，坐姿就会被"打回原形"。再说，每个孩子的身体发育状况也不一样，非得用同样的设备去固定一个坐姿，结果可能会适得其反。

因此，家长还是要以教育、督促为主，让孩子能够逐渐培养出好习惯，帮孩子进行背部肌肉训练，对坐姿改善会有一定帮助。如果孩子愿意配合，坐姿也出现了进步，家长要及时鼓励，这样才能让他产生足够的信心，克服眼前的困难。

小贴士

坐姿矫正装置，对纠正孩子的坐姿有一定帮助。但家长不能抱有过高期望，应帮助孩子养成端坐的好习惯。

66 吃对饮食，给眼睛补充"营养"

现在很多孩子都是家里的"小皇帝""小公主"，集父辈、祖父辈的宠爱于一身。有的家长特别溺爱孩子，总是尽量满足孩子在饮食方面的各种需求，食物越来越精细不说，还给孩子准备种类丰富的零食，结果却养成了孩子挑食、偏食的坏习惯，不但会造成营养不良，影响生长发育，还有可能引起近视。

近视还和饮食有关？对于这样的观点，家长可能会不以为然，可实际上，不健康的饮食正在悄无声息地对孩子的眼睛造成负面影响。

就拿甜食来说，有的孩子爱吃糖果、巧克力、奶油蛋糕，我们最先想到的坏处是造成龋齿、引起肥胖。殊不知，过量吃甜食还会加速体内钙的流失，造成缺钙，而缺了钙，巩膜的弹性就会降低，在眼内压的影响下，眼轴会拉长，慢慢地就会发展成近视。

甜食中的糖分在体内代谢，还会消耗大量的维生素 B_1，而维生素 B_1 有维持视神经生理功能的作用，缺乏后可能引起视神经炎，看东西会不清楚，眼睛也会干涩、难受。所以，家长要注意别让孩子没有节制地吃甜食。

孩子吃得过于精细也有可能成为近视的"进攻性因素"。很多家庭一直让孩子吃精米白面，很少吃粗粮，不但会造成 B 族维生素缺乏，还会引起铬元素缺乏。而铬含量不足会造成血液渗透压的变化，并会影响到晶状体和房水，在一系列复杂的机制下，晶状体会变凸，眼的屈光度也会增加，就会出现近视。

还有一些家庭喜欢给孩子吃过软的食物，觉得这样更好消化。殊不知，这样做会减少孩子的咀嚼次数，无法锻炼面部的肌肉，也会影响睫状肌的强度，晶状体的调节机能就会受到影响，视力也会逐渐减弱。

由此可见，想要保护孩子的视力，我们就要注意避免饮食过甜、过精、过软的问题，同时还要注意纠正孩子挑食的坏毛病，以免造成某种营养素缺乏。

另外，我们可以提醒孩子多吃一些牛奶、豆类、虾皮、木耳等富含钙的食物和动物肝、牛肉、玉米、面包、红糖等富含铬的食物，还可以多吃些绿叶蔬菜、瘦肉及各种海产品，为眼睛补充足够的维生素 B_1。

我们还要注意从饮食中补充叶黄素。眼睛的黄斑区富含叶黄素，它能过滤蓝光，帮助视网膜抵御紫外线，还能减少计算机辐射对眼睛的损害。也有不少家长考虑到孩子正在使用红光治疗，担心红光照射到黄斑区，会造成叶黄素的缺乏，所以想为孩子额外补充叶黄素。这种想法也许是有道理的，也是我们鼓励的，但目前还没有足够的医学证据给予支持。

其实想要补充叶黄素，不一定要靠吃药。我们身边的很多食物，像玉米、绿叶蔬菜、蛋黄和一些水果（如苹果、蓝莓、猕猴桃）等，都含有丰富的叶黄素。所以，我们可以鼓励孩子多吃蔬菜、水果，养成不挑食、不浪费的好习惯，就不用担心会缺乏叶黄素了。

近期研究发现，花青素和 Ω-3 与近视的发展有一定关联，但还需等待更多的研究结果支持。在很多眼科医生看来，均衡饮食，保障孩子充足的营养，对近视防控的帮助可能比补充单一营养元素更加重要。

小贴士

　　要鼓励孩子多运动，给孩子提供丰富且均衡的营养，少吃甜食，从全身营养方面支持近视的防控。叶黄素、花青素和 Ω-3 的补充对近视防控也有一定的帮助。

第八章

校园助力

落实系统化"护眼攻略"

67　减少作业负担，减轻眼睛不可承载之"重"

"不写作业母慈子孝，一写作业鸡飞狗跳"，这样的画面很多家长都不陌生。辅导孩子写作业的时候，家长常常会由衷感叹：现在的孩子怎么有这么多作业呢？

大量的作业让孩子长时间处于近距离用眼状态，很容易造成眼睛疲劳、调节力减弱，远视储备的消耗也会加快。再加上读写姿势不正确，更会加重对眼睛的伤害，导致近视度数不断加深。

"真的不想让孩子再写这么多作业了！"这是广大家长的心声。现在，随着"双减"政策的实施，孩子们的作业负担正在慢慢减轻。

根据"双减"政策的规定，学校要确保小学一、二年级不布置家庭书面作业，小学三至六年级的书面作业平均完成时间也不能超过 60 分钟。

对于这样的举措，广大老师、家长都表示衷心的欢迎。孩子每天写作业的时间大大缩短，就不用长时间坐在书桌前、费力地盯着作业本，睫状肌也不用总是处在紧张的状态，不会造成视力减退。另外，孩子用较短的时间完成作业后，可以闭上双眼，让眼睛休息一会儿，也可以做做望远训练，能够预防近视的发生和发展。

不过，我们在为"双减"叫好的同时，也需要考虑这样两个问题：第一是孩子的自律性问题。有的孩子在这方面还有很多不足，写完作业后不会主动地放松眼睛，而是立刻看起了电视或是玩起了电子产品，这样对已经受损的视力无异于雪上加霜。第二是家长的配合度问题。部分家长至今仍然把"不让孩子输在起跑线上"奉为真理，看到老师布置的作业少了，平时也没有什么测试，就会觉得很心慌，生怕孩子会落后于人，于是他们会想尽办法搜集题目让孩子在家做，或是请人给孩子补习，这样的做法也与近视防控的目的背道而驰。

为了呵护孩子的明亮双眼，家长首先要改变态度，积极配合学校和老师，在家尽量不要给孩子额外增加学业负担。如果发现孩子在写完作业后"放飞自我"，家长要及时提醒，并要严格控制孩子使用电子产品的时间，别让孩子的近视度数呈现"火箭式"的增长。

小贴士

    家校配合，才能为孩子真正地减负，减少孩子的伏案时间，为近视防控提供良好的环境。

68 科学考试管理，推进近视防控

"考考考，老师的法宝；分分分，学生的命根"，想必老师和家长对这句话深有体会。长久以来，考试已经成了学生生活中一个非常重要的命题，分数也成了衡量学习好坏的唯一标准。

这种"唯成绩论"会造成很多不好的影响，比如学生为了考出好成绩，整日在书山题海中苦苦鏖战，眼睛得不到休息，视力逐渐下降；再如学生只重视文化课的分数，忽略了体育锻炼，导致户外活动时间不足，无法获得充足的光照，也不利于视力健康。

有数据显示，2020 年全国有近 10% 的近视学生是高度近视，占比随着年级升高不断增长，高中阶段竟达到了 17.6%。与之对应的是户外活动时间严重不足，2020 年全国有六成学生每天户外运动时间不足 2 小时。我们在为这些数字痛心疾首的同时，也不得不反思考试的真正目的到底是什么。实际上，教育是为了助力孩子的成长，而考试只是一种检验手段，却不是我们追求的目标。

国家也一直在呼吁各地树立科学的教育质量观。2021 年，教育部办公厅发布了《关于加强义务教育学校考试管理的通知》，为科学的考试管理指明了方向。

首先是考试次数大幅减少。小学一、二年级的学生不再进行纸笔考试，义务教育阶段的其他年级也不进行期中考试，每学期只有一次期末考试。这样，孩子就能够摆脱形式繁多的周考、月考、单元测试，不必为了"应试"大量刷题或是熬夜苦读，避免损伤孩子的视力。

其次是对考试结果的合理运用。以前，一到公布考试结果的时候，家长和孩子都会特别焦虑，因为分数高低常常会关系到排座位、分班之类的大问题。现在，考试结果不再做排名，也不会公布出来供大家攀比，家长、孩子都觉得松了一口气，也不用再为分数"锱铢必较"，亲子关系的和谐不会因此受到影响。

孩子也不用总是绷着一根弦，学习累了，就可以让双眼从书本中解放出来，能够避免过度用眼。同时，孩子还有精力进行体育、德育、美育方面的学习，睡眠时间也能够得到保证，这样不但能够减少近视出现的可能，还能达到素质教育的目的。

当然，政策的推广和实施需要一定时间，也需要总结经验，不断完善相关措施，但国家的重视确实给我们带来了更大的信心。相信在不久的将来，考试不会再是教育的"指挥棒"，近视防控也能获得更加宽松的环境，能够取得更多、更加明显的成果。

小贴士

国家层面也需要出台政策，为近视防控带来更加宽松的环境。

---

69 课桌椅高低个性化调整，也能预防近视

进行学业减负，可以说是从"软件"着手防控近视，而教室内部的各项"硬件"也需要进行相应的提升。教室里的课桌椅就需要及时"升级"，才能满足孩子个性化的近视防控需求。

现在我们走进一间教室，会看到课桌、椅子大多是统一的规格型号，桌面高度、座面高度是一模一样的，但是孩子们的生长速度却不一样。有个朋友的孩子上四年级，身高已经超过了 150cm，和班里个头最矮的同学一比，差距竟有 20cm。要是让这种个高的孩子继续用矮桌子，孩子就不得不弯着腰、躬着背、低着头学习，这样不但很不舒服，还容易引起脊柱异常弯曲，更会因为桌面离眼睛过近而引发近视。

课桌椅的高度要随着孩子身体的发育不断调高，在这方面，国家早有明确规定。《学校课桌椅功能尺寸》中就指出中小学课桌和课椅有 10 种大小型号，从 0 号开始，桌面、座面高度逐渐递减，可以适应不同身高学生的使用要求。身高在 150~164cm 之间的孩子，就可以选择 4 号桌椅，桌面高 67cm，椅面高 38cm。在使用中，孩子可以保持挺腰端坐的姿势，有利于保护视力。但要达到这一点，需要学校、老师、家长各方面的共同努力。

从学校的角度来看，主要是要做好课桌椅的配置和管理工作，要给学生创造一个有利于护眼的学习环境；而且，学校每年至少要安排一次身高测量，以便及时调整桌椅型号。

从老师的角度来看，老师可以安排好课桌椅的排距，不要让桌椅挨得太近，以免阻碍视线，一般排距不要小于 90cm；老师还可以提醒孩子把自己的名字贴在课桌椅上，做到"专人专用"，这样即使每周换座位，也不用担心孩子会用错桌椅。

从家长的角度来看，家长可以配合学校对孩子进行相关教育，让孩子认识到使用合适课桌椅的重要性；当然，家长也可以给孩子配备专业学习桌椅，别让孩子在餐桌、茶几甚至床上写作业。

有的家长考虑到了长期使用的问题，给孩子配备了可调适高度的桌椅，在使用时就要注意观察孩子的坐姿，看看孩子有没有做到：背部挺直、肩部平直；上臂自然下垂，与桌面垂直；大腿和小腿也要垂直；同时，在桌面下，膝盖要有自由活动的空间，不能觉得过于拘束。如果达不到这样的要求，家长就要调整桌椅高度，才能让孩子的眼睛与桌面保持合适的距离，有助于防控近视。

小贴士

　　学校要做好课桌椅的配置和管理工作，给学生创造一个有利于护眼的学习环境，定期安排身高测量，以便及时调整桌椅型号。

70　网课加重近视，体育课成为应对良方

体育活动可以强身健体，促进全身血液循环，增强新陈代谢，让眼球组织获得充分的血液供应，这对近视防控是十分有利的。

随着"双减"政策落地，体教融合加速，进一步明确了体育在学校日常教学中的重要位置。但在这之前，体育课没有受到学校和家长的重视。从近视防控的角度来说，这是很不合理的。体育运动对保护孩子的视力有很多好处，特别是在网课出现以后，孩子在家的时间较多，近距离用眼时间长，体育运动就更是必不可少。

孩子经常参加体育运动，不仅能锻炼全身各部位的肌肉群，还能增强眼内调节肌、眼外辐辏肌群的作用，让眼睛的调节和集合功能更加协调，同时让睫状肌得到充分放松，对缓解近视很有帮助。

另外，孩子走出教室，去操场上体育课，在锻炼身体的同时，还可以沐浴阳光，远眺周围的绿色植物，帮助孩子达到"阳光户外"的时间要求，减轻家长在孩子放学后的户外活动压力。

也是因为体育运动有这么多好处，我们才应当更加重视体育课。在 2021 年的两会上，就有委员建议在小学阶段增加体育课的课时，要求每周有 5 个课时的体育课，这样孩子每天就能多出 1 个小时的运动时间。

当然，仅仅保证运动时间还是不够的，体育老师还得负起责任来，要根据学生所处的年龄段、身体素质、体能情况开出"运动处方"。

身体素质较好的学生可以选择踢足球、打篮球，学校有条件的话还可以打棒球、橄榄球等。这些项目带有一定的对抗性，能够让学生充分活动起来，运动范围很广，视野非常开阔，睫状肌处于完全放松的状态，可以有效缓解视疲劳。

身体素质一般的学生可以选择乒乓球、羽毛球等，这类项目娱乐性较强，能够调动学生参与的积极性。打球的过程中，学生的双眼会跟着小球不停地上下、前后运动，不但能够缓解睫状肌的紧张状态，促进眼外肌的活动，视力也会变得越来越灵敏，还有助于遏制弱视、近视、斜视的发展势头。

除了上面这几种运动项目外，学生还可以通过掷飞盘、踢毽子、垫排球等运动锻炼睫状肌、晶状体、悬韧带，让视力得到一定改善。

从这也能看出，体育课应当成为近视防控中一个非常关键的环节。场地、器材要不断改善，内容要合理设计，才能激发出学生参与互动的热情，达到预防近视、增强体质的目的。

小贴士

重视体育课，增加户外活动时间，对近视防控是非常必要的。

71　不可忽视的学校用眼卫生与健康教育

学校是教育的主阵地，但教育的内容不应当局限于学科教育，而是要把健康教育提升到应有的高度，特别是用眼卫生和健康方面的教育更是必不可少。

国家对于这样的问题也非常重视，明确指出学校应当承担近视防控的主体责任。那么，学校如何开展用眼方面的健康教育呢？

首先，要让孩子们懂得爱护眼睛的重要性，还要把自己看成预防近视的"第一责任人"。这就需要老师给孩子讲清楚近视的原理和危害。考虑到年龄小的孩子理解能力还比较有限，老师可以在健康教育课上播放以用眼卫生为主题的动画片，还可以用黑板报、墙报、宣传栏等形式对孩子进行生动的宣传教育，让孩子知道，不会正确用眼，就会引起近视和其他眼科疾病。

其次，要关注孩子的用眼状况。孩子每天在学校学习的时间很长，学校应该为孩子们的眼健康提供良好的环境，老师也应当帮助孩子培养良好的用眼习惯。在上课的时候，各科老师就可以关注一下孩子的阅读、书写姿势，发现问题可以及时指出；在安排授课内容的时候，也要尽量减少近距离用眼的时长；下课铃响后，老师不要再随意"拖堂"，要给孩子留足休息的时间，还可以提醒孩子走出教室沐浴阳光，或是做做远眺，不但能够让疲倦的双眼得到放松，还能减少焦虑、紧张的情绪，提高学习效率。

最后，要建立学生视力检查制度。学校可以安排校医或保健教师定期检查孩子的视力，能够及时发现视力下降，还可以对不同视力的孩子进行分类指导，提高预防效果。

　　当然，家校联动也是不可或缺的。学校可以利用家长会、微信群，把相关卫生知识传递给家长，帮家长树立起"近视可防、可控、可矫正、可改善"的基本观念，提醒家长也一起行动起来，为共同推动近视防控营造良好的氛围。

小贴士

　　学校要把用眼健康方面的教育提升到应有的高度，让孩子们懂得爱护眼睛的重要性，成为预防近视的"第一责任人"。

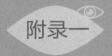

附录一

教育部等八部门关于印发
《综合防控儿童青少年近视实施方案》的通知

教育部等八部门关于印发
《综合防控儿童青少年近视实施方案》的通知

各省、自治区、直辖市人民政府，新疆生产建设兵团：

　　为贯彻落实习近平总书记关于学生近视问题的重要指示批示精神，切实加强新时代儿童青少年近视防控工作，教育部会同国家卫生健康委员会等八部门制定了《综合防控儿童青少年近视实施方案》，经国务院同意，现予以印发，请遵照执行。

教育部 国家卫生健康委员会

国家体育总局 财政部

人力资源和社会保障部 国家市场监督管理总局

国家新闻出版署 国家广播电视总局

2018 年 8 月 30 日

综合防控儿童青少年近视实施方案

儿童青少年是祖国的未来和民族的希望。近年来，由于中小学生课内外负担加重，手机、电脑等带电子屏幕产品（以下简称电子产品）的普及，用眼过度、用眼不卫生、缺乏体育锻炼和户外活动等因素，中国儿童青少年近视率居高不下、不断攀升，近视低龄化、重度化日益严重，已成为一个关系国家和民族未来的大问题。防控儿童青少年近视需要政府、学校、医疗卫生机构、家庭、学生等各方面共同努力，需要全社会行动起来，共同呵护好孩子的眼睛。为综合防控儿童青少年近视，经国务院同意，现提出以下实施方案。

一、目标

到 2023 年，力争实现全国儿童青少年总体近视率在 2018 年的基础上每年降低 0.5 个百分点以上，近视高发省份每年降低 1 个百分点以上。

到 2030 年，实现全国儿童青少年新发近视率明显下降，儿童青少年视力健康整体水平显著提升，6 岁儿童近视率控制在 3% 左右，小学生近视率下降到 38% 以下，初中生近视率下降到 60% 以下，高中阶段学生近视率下降到 70% 以下，国家学生体质健康标准达标优秀率达 25% 以上。

二、各相关方面的行动

（一）家庭

家庭对孩子的成长至关重要。家长应当了解科学用眼护眼知识，以身作则，带动和帮助孩子养成良好用眼习惯，尽可能提供良好的居家视觉环境。0~6岁是孩子视觉发育的关键期，家长应当尤其重视孩子早期视力保护与健康，及时预防和控制近视的发生与发展。

增加户外活动和锻炼。让孩子到户外阳光下度过更多时间，能够有效预防和控制近视。要营造良好的家庭体育运动氛围，积极引导孩子进行户外活动或体育锻炼，使其在家时每天接触户外自然光的时间达60分钟以上。已患近视的孩子应进一步增加户外活动时间，延缓近视发展。鼓励支持孩子参加各种形式的体育活动，督促孩子认真完成寒暑假体育作业，使其掌握1~2项体育运动技能，引导孩子养成终身锻炼习惯。

控制电子产品使用。家长陪伴孩子时应尽量减少使用电子产品。有意识地控制孩子特别是学龄前儿童使用电子产品，非学习目的的电子产品使用单次不宜超过15分钟，每天累计不宜超过1小时，使用电子产品学习30~40分钟后，应休息远眺放松10分钟，年龄越小，连续使用电子产品的时间应越短。

减轻课外学习负担。配合学校切实减轻孩子负担，不要盲目参加课外培训、跟风报班，应根据孩子兴趣爱好合理选择，避免学校减负、家庭增负。

避免不良用眼行为。引导孩子不在走路时、吃饭时、卧床时、晃动的车厢内、光线暗弱或阳光直射等情况下看书或使用电子产品。监督并随时纠正孩子不良读写姿势，应保持"一尺、一拳、一寸"，即眼睛与书本距离应约为一尺、胸前与课桌距离应约为一拳、握笔的手指与笔尖距离应约为一寸，读写连续用眼时间不宜超过40分钟。

保障睡眠和营养。保障孩子睡眠时间，确保小学生每天睡眠10个小时、初中生9个小时、高中阶段学生8个小时。让孩子多吃鱼类、水果、绿色蔬菜等有益于视力健康的营养膳食。

做到早发现早干预。改变"重治轻防"观念，经常关注家庭室内照明状况，注重培养孩子的良好用眼卫生习惯。掌握孩子的眼睛发育和视力健康状况，随时关注孩子视力异常迹象，了解到孩子出现需要坐到教室前排才能看清黑板、看电视时凑近屏幕、抱怨头痛或眼睛疲劳、经常揉眼睛等迹象时，及时带其到眼科医疗机构检查。遵从医嘱进行科学的干预和近视矫治，尽量在眼科医疗机构验光，避免不正确的矫治方法导致近视程度加重。

（二）学校

减轻学生学业负担。严格依据国家课程方案和课程标准组织安排教学活动，严格按照"零起点"正常教学，注重提高课堂教学效益，不得随意增减课时、改变难度、调整进度。强化年级组和学科组对作业数量、时间和内容的统筹管理。小学一、二年级不布置书面家庭作业，三至六年级书面家庭作业完成时间不得超过 60 分钟，初中不得超过 90 分钟，高中阶段也要合理安排作业时间。寄宿制学校要缩短学生晚上学习时间。科学布置作业，提高作业设计质量，促进学生完成好基础性作业，强化实践性作业，减少机械、重复训练，不得使学生作业演变为家长作业。

加强考试管理。全面推进义务教育学校免试就近入学全覆盖。坚决控制义务教育阶段校内统一考试次数，小学一、二年级每学期不得超过 1 次，其他年级每学期不得超过 2 次。严禁以任何形式、方式公布学生考试成绩和排名，严禁以各类竞赛获奖证书、学科竞赛成绩或考级证明等作为招生入学依据，严禁以各种名义组织考试选拔学生。

改善视觉环境。改善教学设施和条件，鼓励采购符合标准的可调节课桌椅和坐姿矫正器，为学生提供符合用眼卫生要求的学习环境，严格按照普通中小学校、中等职业学校建设标准，落实教室、宿舍、图书馆（阅览室）等采光和照明要求，使用利于视力健康的照明设备。加快消除"大班额"现象。学校教室照明卫生标准达标率100%。根据学生座位视角、教室采光照明状况和学生视力变化情况，每月调整学生座位，每学期对学生课桌椅高度进行个性化调整，使其适应学生生长发育变化。

坚持眼保健操等护眼措施。中小学校要严格组织全体学生每天上下午各做 1 次眼保健操，认真执行眼保健操流程，做眼保健操之前提醒学生注意保持手部清洁卫生。教师要教会学生正确掌握执笔姿势，督促学生读写时坐姿端正，监督并随时纠正学生不良读写姿势，提醒学生遵守"一尺、一拳、一寸"要求。教师发现学生出现看不清黑板、经常揉眼睛等迹象时，要了解其视力情况。

强化户外体育锻炼。强化体育课和课外锻炼，确保中小学生在校时每天 1 小时以上体育活动时间。严格落实国家体育与健康课程标准，确保小学一、二年级每周 4 课时，三至六年级和初中每周 3 课时，高中阶段每周 2 课时。中小学校每天安排 30 分钟大课间体育活动。按照动静结合、视近与视远交替的原则，有序组织和督促学生在课间时到室外活动或远眺，防止学生持续疲劳用眼。全面实施寒暑假学生体育家庭作业制度，督促检查学生完成情况。

加强学校卫生与健康教育。依托健康教育相关课程，向学生讲授保护视力的意义和方法，提高其主动保护视力的意识和能力，积极利用学校闭路电视、广播、宣传栏、家长会、家长学校等形式对学生和家长开展科学用眼护眼健康教育，通过学校和学生辐射教育家长。培训培养健康教育教师，开发和拓展健康教育课程资源。支持鼓励学生成立健康教育社团，开展视力健康同伴教育。

科学合理使用电子产品。指导学生科学规范使用电子产品，养成信息化环境下良好的学习和用眼卫生习惯。严禁学生将个人手机、平板电脑等电子产品带入课堂，带入学校的要进行统一保管。学校教育本着按需的原则合理使用电子产品，教学和布置作业不依赖电子产品，使用电子产品开展教学时长原则上不超过教学总时长的 30%，原则上采用纸质作业。

定期开展视力监测。小学要接收医疗卫生机构转来的儿童青少年视力健康电子档案，确保一人一档，并随学籍变化实时转移。在卫生健康部门指导下，严格落实学生健康体检制度和每学期 2 次视力监测制度，对视力异常的学生进行提醒教育，为其开具个人运动处方和保健处方，及时告知家长带学生到眼科医疗机构检查。做好学生视力不良检出率、新发率等的报告和统计分析，配合医疗卫生机构开展视力筛查。学校和医疗卫生机构要及时把视力监测和筛查结果记入儿童青少年视力健康电子档案。

加强视力健康管理。建立校领导、班主任、校医（保健教师）、家长代表、学生视力保护委员和志愿者等学生代表为一体的视力健康管理队伍，明确和细化职责。将近视防控知识融入课堂教学、校园文化和学生日常行为规范。加强医务室（卫生室、校医院、保健室等）力量，按标准配备校医和必要的药械设备及相关监测检查设备。

倡导科学保育保教。严格落实 3~6 岁儿童学习与发展指南，重视生活和游戏对 3~6 岁儿童成长的价值，严禁"小学化"教学。要保证儿童每天 2 小时以上户外活动，寄宿制幼儿园不得少于 3 小时，其中体育活动时间不少于 1 小时，结合地区、季节、学龄阶段特点合理调整。为儿童提供营养均衡、有益于视力健康的膳食，促进视力保护。幼儿园教师开展保教工作时要主动控制使用电视、投影等设备的时间。

（三）医疗卫生机构

建立视力档案。严格落实国家基本公共卫生服务中关于 0~6 岁儿童眼保健和视力检查工作要求，做到早监测、早发现、早预警、早干预，2019 年起，0~6 岁儿童每年眼保健和视力检查覆盖率达 90% 以上。在检查的基础上，依托现有资源建立、及时更新儿童青少年视力健康电子档案，并随儿童青少年入学实时转移。在学校配合下，认真开展中小学生视力筛查，将眼部健康数据（包括屈光度、眼轴长度、屈光介质参数等）及时更新到视力健康电子档案中，筛查出视力异常或可疑眼病的，要提供个性化、针对性强的防控方案。

规范诊断治疗。县级及以上综合医院普遍开展眼科医疗服务，认真落实

《近视防治指南》等诊疗规范，不断提高眼健康服务能力。根据儿童青少年视觉症状，进行科学验光及相关检查，明确诊断，按照诊疗规范进行矫治。叮嘱儿童青少年近视患者应遵从医嘱进行随诊，以便及时调整采用适宜的干预和治疗措施。对于儿童青少年高度近视或病理性近视患者，应充分告知疾病的危害，提醒其采取预防措施避免并发症的发生或降低危害。制定跟踪干预措施，检查和矫治情况及时记入儿童青少年视力健康电子档案。积极开展近视防治相关研究，加强防治近视科研成果与技术的应用。充分发挥中医药在儿童青少年近视防治中的作用，制定实施中西医一体化综合治疗方案，推广应用中医药特色技术和方法。

加强健康教育。儿童青少年近视是公共卫生问题，必须从健康教育入手，以公共卫生服务为抓手，发动儿童青少年和家长自主健康行动。针对人们缺乏近视防治知识、对近视危害健康严重性认识不足的问题，发挥健康管理、公共卫生、眼科、视光学、疾病防控、中医药相关领域专家的指导作用，主动进学校、进社区、进家庭，积极宣传推广预防儿童青少年近视的视力健康科普知识。加强营养健康宣传教育，因地制宜开展营养健康指导和服务。

（四）学生

强化健康意识。每个学生都要强化"每个人是自身健康的第一责任人"意识，主动学习掌握科学用眼护眼等健康知识，并向家长宣传。积极关注自身视力状况，自我感觉视力发生明显变化时，及时告知家长和教师，尽早到眼科医疗机构检查和治疗。

养成健康习惯。遵守近视防控的各项要求，认真规范做眼保健操，保持正确读写姿势，积极参加体育锻炼和户外活动，每周参加中等强度体育活动3次以上，养成良好生活方式，不熬夜、少吃糖、不挑食，自觉减少电子产品使用。

（五）有关部门

教育部：加快修订《学校卫生工作条例》和《中小学健康教育指导纲要》等。成立全国中小学和高校健康教育指导委员会，指导地方教育行政部门和学校科学开展儿童青少年近视防控和视力健康管理等学校卫生与健康教育工作，开展儿童青少年近视综合防控试点工作，强化示范引领。进一步健全学校体育卫生发展制度和体系，不断完善学校体育场地设施，加快体育与健康师资队伍建设，聚焦"教"（教会健康知识和运动技能）、"练"（经常性课余训练和常规性体育作业）、"赛"（广泛开展班级、年级和跨校体育竞赛活动）、"养"（养成健康行为和健康生活方式），深化学校体育、健康教育教学改革，积极推进校园体育项目建设。推动地方教育行政部门加强现有中小学卫生保健机构建设，按照标准和要求强化人员和设备配备。鼓励高校特别是医学院校、高等师范院校开设眼视光、健康管理、健康教育相关专业，培养近视防治、视力健康管理专门人才和健康教育教师，积极开展儿童青少年视力健康管理相关研究。会同有关部门开展全国学校校医等专职卫生技术人员配备情况专项督导检查，着力解决专职卫生技术人员数量及相关设备配备不足问题。会同有关部门坚决治理规范校外培训机构，每年对校外培训机构教室采光照明、课桌椅配备、电子产品等达标情况开展全覆盖专项检查。

国家卫生健康委：培养优秀视力健康专业人才，在有条件的社区设立防控站点。加强基层眼科医师、眼保健医生、儿童保健医生培训，提高视力筛查、常见眼病诊治和急诊处置能力。加强视光师培养，确保每个县（市、区）均有合格的视光专业人员提供规范服务，并根据儿童青少年近视情况，选择科学合理的矫正方法。全面加强全国儿童青少年视力健康及其相关危险因素监测网络、数据收集与信息化建设。会同教育部组建全国儿童青少年近视防治和视力健康专家队伍，充分发挥卫生健康、教育、体育等部门和群团组织、社会组织作用，科学指导儿童青少年近视防治和视力健康管理工作。加快修订《中小学生健康体检管理办法》等文件。2019 年年底前，会同有关部门出台相关强制性标准，严格规范儿童青少年的教材、教辅、考试试卷、作业本、报刊及其他印刷品、出版物等的字体、纸张，以及学习用灯具等，使之有利于保护视力。会同相关部门按照采光和照明国家有关标准要求，对学校、托幼机构和校外培训机构教室（教学场所）以"双随机"（随机抽取卫生监督人员，随机抽取学校、托幼机构和校外培训机构）方式进行抽检、记录并公布。

体育总局：增加适合儿童青少年户外活动和体育锻炼的场地设施，持续推动各类公共体育设施向儿童青少年开放。积极引导支持社会力量开展各类儿童青少年体育活动，有针对性地开展各类冬夏令营、训练营和体育赛事等，吸引儿童青少年广泛参加体育运动，动员各级社会体育指导员为广大儿童青少年参与体育锻炼提供指导。

财政部：合理安排投入，积极支持相关部门开展儿童青少年近视综合防控工作。

人力资源社会保障部：会同教育部、国家卫生健康委完善中小学和高校校医、保健教师和健康教育教师职称评审政策。

市场监督管理总局：严格监管验光配镜行业，不断加强眼视光产品监管和计量监管，整顿配镜行业秩序，加大对眼镜和眼镜片的生产、流通和销售等执法检查力度，规范眼镜片市场，杜绝不合格眼镜片流入市场。加强广告监管，依法查处虚假违法近视防控产品广告。

国家新闻出版署：实施网络游戏总量调控，控制新增网络游戏上网运营数量，探索符合国情的适龄提示制度，采取措施限制未成年人使用时间。

广播电视总局等部门：充分发挥广播电视、报刊、网络、新媒体等作用，利用公益广告等形式，多层次、多角度宣传推广近视防治知识。

防控儿童青少年近视是一项系统工程，各相关部门都要关心、支持、参与儿童青少年视力保护，在全社会营造政府主导、部门配合、专家指导、学校教育、家庭关注的良好氛围，让每个孩子都有一双明亮的眼睛和光明的未来。

三、加强考核

各省（区、市）人民政府负责本地区儿童青少年近视防控措施的落实，主要负责同志要亲自抓，国务院授权教育部、国家卫生健康委与各省级人民政府签订全面加强儿童青少年近视防控工作责任书，地方各级人民政府逐级签订责任书。将儿童青少年近视防控工作、总体近视率和体质健康状况纳入政府绩效考核，严禁地方各级人民政府片面以学生考试成绩和学校升学率考核教育行政部门和学校。将视力健康纳入素质教育，将儿童青少年身心健康、课业负担等纳入国家义务教育质量监测评估体系，对儿童青少年体质健康水平连续三年下降的地方政府和学校依法依规予以问责。

建立全国儿童青少年近视防控工作评议考核制度，评议考核办法由教育部、国家卫生健康委、体育总局制订，在国家卫生健康委、教育部核实各地2018 年儿童青少年近视率的基础上，从 2019 年起，每年开展各省（区、市）人民政府儿童青少年近视防控工作评议考核，结果向社会公布。

附录二

近视防控专家建言献策

我国儿童青少年近视防控工作中的重点和难点

王宁利

　　近年来，近视的患病率不断增高已成为全球公共卫生问题。据估计，全球近视患者人数到 2050 年将达到 47.58 亿，占全球总人口的 49.8%。我国是儿童青少年近视患病率较高国家之一，2013 年的一项流行病学研究发现，近视患病率小学一年级学生约为 3.9%，初中一年级学生达到 67.3%。教育部于 2021 年 10 月 26 日公布的数据显示，2018 年至 2020 年，小学一年级学生近视率约为 14%。1990 年至 2019 年，我国视觉损伤患病率变化趋势和病因分析结果显示，随着儿童青少年近视患病率增加，未矫正的屈光不正已成为我国视力损伤的重要原因。此外，高度近视会引起诸多眼底并发症，危害视觉健康，甚至导致失明。调查发现，高度近视患者的视网膜病变，已成为我国部分地区成人不可逆性致盲眼病的首要原因。因此，近视不仅影响患者的视力和生活质量，也给全社会公共卫生工作带来沉重负担。

　　2018 年 8 月，教育部会同国家卫生健康委员会等八部门制定了《综合防控儿童青少年近视实施方案》，指出近视防控需要全民行动、综合防控。目前，我国儿童青少年近视患病率仍居高不下，据 2020 年 6 月教育部的调查结果显示，与 2019 年年底相比，半年期间中小学生近视患病率增加了 11.7%，其中小学生的近视患病率增加了 15.2%。除了新冠肺炎疫情期间，儿童青少年居家网络学习时间增多、缺乏户外活动等因素影响，长期以来我国儿童青少年学习负担重、课业压力大等更是重要因素。针对我国儿童青少年近视防控的现状和特点，我们需要剖析现阶段相关工作的重点和难点，以期为我国近视防控提供科学思路和参考。

一、我国儿童青少年近视防控中的重点

1. 加快应试教育向素质教育改革，实现"减负"

增加户外活动和减少持续近距离用眼时间是降低儿童青少年近视发生和发展的重要行为干预措施。但是，目前我国处于经济发展的新阶段，激烈的知识性竞争在较长时期内依然存在，儿童青少年学习压力大和用眼负担重，导致增加户外活动和减少近距离用眼时间难以实施，形成了我国近视防控的"瓶颈"。目前，儿童青少年课业负担沉重，课后学习班繁多，这些现象在城市地区尤为突出，是造成城市地区儿童青少年的近视患病率普遍高于农村地区的重要原因。

我国目前现行的教育体制为应试教育，教育选拔相对公平，符合我国作为人口大国的基本国情。但以高考成绩为主要学习目标，势必造成课堂教学和课外作业负担过重。据调查结果显示，67%的学生每天户外活动时间不足2小时，29%的学生不足1小时；73%的学生每天睡眠时间不达标；课后做作业时间和持续近距离用眼时间过长。因此，相关部门可从制度层面进行调整，加快应试教育向素质教育改革，重视学生德智体美劳全面发展，实现真正的"减负"。此外，儿童青少年的屈光状态发育有其自身规律，可以根据该规律对课程和作业进行科学设计。高考是学习内容和形式的重要"指挥棒"，或可对高考内容和方式进行改革，将体能素质成绩纳入高考成绩，并逐年提高比重。全社会应全面贯彻落实习近平总书记关于防控儿童青少年近视的批示，同时增强儿童青少年的体能素质。此外，可在各级升学标准中适当加大体育素质测评的占比，对学校体育素质教育加强考察，做到强身健体，以防控近视。

2. 将近视防控的"关口"前移到学龄前儿童

我国对学前教育非常重视，认为从小不能输在"起跑线"上。这种教育观念与欧美教育观念不同，他们弱化学龄前儿童文化知识学习，更注重儿童的综合素质能力培养。因此，户外活动时间相对更多，近距离用眼时间相对更少。针对不同种族的儿童进行研究的结果表明，6 岁白种人儿童的近视患病率为 2.9%，而 6 岁黄种人儿童的近视患病率已高达 8.8%；而且，这种儿童青少年近视患病率的差异在学龄期进一步增大。据我国部分地区的调查结果显示，15 岁儿童青少年的近视患病率为 78.4%；而英国的调查结果显示，12~13 岁儿童青少年的近视患病率仅为 17.0%。

学龄前儿童虽然大部分还未发生近视，但是此时期若过多消耗远视储备，其在中小学时期就很容易发展为近视。研究发现，小学一年级远视储备达 2.0D 以上者，累计 5 年的近视发生率仅为 0.79%；而小学一年级没有远视储备者，5 年后 90% 以上发生近视。因此，近视发生的潜在危险时期为学龄前期，此时期应为孩子保留足够的远视储备。

此外，研究结果表明，户外活动对尚未发生近视儿童的眼轴增长具有明显的延缓作用，可减少近视的发生。因此，应将近视防控的"关口"前移到学龄前期，在幼儿园阶段应减少阅读性教育的时间，提高综合素质的培养，增加户外活动课时，保证充足的"目"浴阳光时间，这样既能预防近视，又能增强体质。此外，可在幼儿园加强科普宣传，规范开展学龄前儿童视力和屈光状态筛查，增加对远视储备的监测；对远视储备不足的儿童提前干预，增强保护。通过以上措施，有望保护好学龄前儿童的远视储备，从而抑制学龄期间近视的高发态势。

3. 采取综合措施防控儿童青少年近视

目前，我国儿童青少年近视呈现发病年龄早、患病率高、近视进展快且程度重的特点。据调查结果显示，小学时期即有高度近视患者。近视高发不是单一原因造成的，因此，近视防控也不能靠单一方法，需要多种方法联合使用，以达到综合防控的目的。

从行为干预方面而言，需要重点做到"一减一增"，即减少近距离用眼时间和增加户外活动时间；从临床方面而言，低浓度阿托品滴眼液、角膜塑形镜和渐变多焦点眼镜等产品，被证实可有效延缓近视发展。

但单一方法难以达到控制近视发展的目的。因此，需要采取综合措施防控儿童青少年近视。儿童青少年近视防控需要从 3 个层面开展工作，即三级预防措施：（1）对未发生近视的儿童青少年，以预防为主；（2）对已发生近视的儿童青少年，采用科学防控方法延缓程度加重；（3）预防高度近视发展为病理性近视，以避免致残、致盲。在开展工作中针对不同层面措施，应明确重点对象：一级防控重点在幼儿园和小学；二级防控重点在中小学；三级防控重点在高中及大中专院校等。由于近视防控涉及儿童青少年、家长、学校、医疗机构，因此在防控工作中，既需要有交叉、有联合，又需要各有侧重。

二、我国儿童青少年近视防控中的难点

1. 加强近视发病机制研究

激烈的知识性竞争会在较长时期内持续存在，增加户外活动和减少近距离用眼时间等行为干预措施较难实施。在满足现代学习和生活的用眼需求下，如何能够有效防控近视是当前工作的难点。迄今近视发生和发展的具体机制尚不明确，学界普遍认为是由基因和环境因素共同作用导致。近年来，全基因组扫描连锁分析、全基因组关联分析等基因工程生物技术的发展和应用，促进了近视致病基因的相关研究。研究结果表明，近视为多因素决定疾病，目前已发现近 500 个与近视相关的单核苷酸多肽位点，但这些基因对人群屈光状态变异的可解释比例较低，不足 10%。近视是多基因疾病，研究难

度高，已被发现的基因或单核苷酸的多态性仍有待进一步研究和验证。此外，对近视发生和发展过程中关键信号通路或关键蛋白的研究还在探索中，尚未找到防治近视的最佳作用位点。这些问题均需要相关人员开展大量科研工作进行攻关，明确近视发生和发展的内在机制，从机制角度防控近视必然会事半功倍。

2. 研发和评价新的近视防控适宜技术

目前，近视虽缺乏有效的治疗措施，但可防可控。而有效的近视防控技术目前还较少，在激烈的知识性竞争大环境下，近视的防控效果相对有限。因此，科研技术机构需要加大力度、努力创新，尽快突破目前近视防控的难点，不断研发既能满足儿童青少年用眼需求，又能有效防控近视发生和加重的技术或设备。此外，目前国内外市场上的儿童近视防控方法种类繁多，但部分技术和设备缺乏研究数据证明其效果，给社会、家庭和儿童带来困扰和不必要的负担。因此，医疗机构需要进行科学研究，开展循证评价工作，明确各种方法对控制儿童青少年近视发展的有效性和安全性，为社会筛选出具有可靠效果的技术和设备。

综上所述，针对我国儿童青少年近视防控的现状和特点，只要在近视防控工作中聚焦重点和难点，在全社会的共同参与和努力下，采取综合策略，就一定能使我国儿童青少年近视高发的严峻形势得到改善。

（本文作者系中华预防医学会公共卫生眼科分会主任委员、中国医师协会眼科医师分会会长、北京同仁医院原院长、北京同仁医院眼科中心主任、首都医科大学眼科学院院长、中国医学科学院学部委员、亚太眼科学会主席）

建立多方联合体系，推进教医协同联合防控

瞿 佳

2018 年，习近平总书记作出重要指示，强调指出，我国学生近视呈现高发、低龄化趋势，严重影响孩子们的身心健康，这是一个关系国家和民族未来的大问题，必须高度重视，不能任其发展。全社会都要行动起来，共同呵护好孩子的眼睛，让他们拥有一个光明的未来。

2020 年 4 月，习近平总书记在陕西省安康市考察时，仍不忘近视防控工作，再次指出，"现在孩子普遍眼镜化，这是我的隐忧"。由此可见近视问题的重要性和其本身的现实紧迫性。

在习近平总书记高度关注下，近视防控已经上升为国家战略，近视防控工作正在有序开展。各方积聚力量，依据教育部、国家卫健委等八部委印发的《综合防控儿童青少年近视实施方案》设定的目标，推进这项工作的有效开展。在工作推进过程中，最大特色是"各系统联动机制"的体系初步形成，并成功实践。

近视防控过程是一个循序渐进的科学过程，也是多部门协同、全方位措施并进的系统工程，其关键环节包括儿童青少年近视本底数据的获取、针对未发生近视的儿童青少年的防控、针对已发生近视的儿童青少年的科学干预及以数据化和问题为导向贯穿儿童青少年成长全过程的近视管理。此外，近视防控的科学普及将贯穿近视防控的全过程，营造全民近视防控的氛围，树立正确的防控观念。

这里，我们倡导建立综合防控儿童青少年近视体系，坚持可信、可行、可及、可支付的近视防控四项原则，以及清晰本底、教医协同、一增一减、全民动员、综合防控五个要点。在四项原则和五个要点的框架下，使得医疗部门可以与教育部门进行高质量、高效率的协同配合，把儿童青少年近视防控工作落到实处。

一、坚持可信、可行、可及、可支付的近视防控四项原则

"可信"是指能够开展科学检测并获得准确有效的近视数据。教育部近视防控与诊治工程研究中心召开近视防控专家研讨会，认为非睫状肌麻痹状态下"裸眼视力＋屈光度数"的近视普查模式，能基本准确地反映儿童青少年近视情况，可以作为近视普查的简化模式。对于普查中发现的存在视力问题、疑似近视和矫正不到位的儿童青少年，就近推荐至有资质的医院、视光中心进行进一步的检查。

"可行"是指人员分工合理，时间控制得当，能够在一定期限内完成普查和防控任务。在浙江省温州市的普查过程中，相关部门尝试采用不同设备和人员组合开展试点，引入信息化技术，实现检测过程数据信息的自动上传、总结，能够将平均每名学生的近视检测时间降低至 22.5 秒，约 15 分钟完成一个班级（40 人）的检测任务，约 6 小时完成一个学校（1000 人）的检测任务，提高了将中小学生近视普查变为现实的可行性。

"可及"是指不仅专业人员可以参与近视防控，经过短时间培训的普通人员也能够加入到近视检测和防控的队伍中。在中小学生近视防控中，开展针对保健教师、校医、班主任等人员的近视普查培训、实践有重要意义，一方面解决了普查中专业工作人员不足的问题；另一方面切实将近视防控从专业人员延伸至学校工作人员等群体，更加接地气、有针对性，扩大了防控知识、技术传播群体。这方面的尝试已经在温州市开展并取得了初步成效。

"可支付"是指减少预算和开支，即尽可能减少人力、财力和时间成本，保障近视普查和防控工作长期可持续开展。在温州市多所中小学校的普查实践中，一批标准化新型国产屈光检查设备和信息设备在专业角度系统化指导下得到开发和试用，形成精品组合，实现检测和分析过程的全信息化处理。在保证准确性的检测前提下，实现人员精简一半、时间节省一半、总成本下降 2/3 的效果，有力地支持了国家开展近视普查和防控工作。

二、实施以普查为驱动的"教医协同"近视防控方案

在目前的教育体系构架下，实施全面的学校、家庭教育减负，还存在一定的实际困难。对此，在实践基础上提出以普查为驱动的"教医协同"近视防控方案，可以作为将近视防控纳入普查体系的新尝试。

（1）以普查工作为契机，系统性培养基层近视防控人员，建立近视防控梯队体系。即加强知识、技术培训，形成以保健教师、校医为主体，校领导、班主任为关键参与者的学校内近视防控人员支撑系统。通过普查把近视防控技术、知识带进校园，形成重视近视防控的校园氛围。

（2）以普查工作为动力，将近视防控思想和科学普及知识灌输于学生和家长。给学生和家长导入"近视是一种病"的意识，通过普查过程调动儿童青少年防范近视的积极性，进行科学普及，如近视对身体的危害等，从而引导学生、家长参与到近视防控之中，将其变为自觉行为。

（3）以普查工作为抓手，推进教医协同，加强近视防控预警和防控指导系统建设。以科学数据为依据，对学生视力问题提出专业建议，提升家长和学生采取科学方法预防近视的能力，并做到早发现、早干预，避免近视的快速进展，严防近视快速发生，严控近视高度化。

三、建立儿童青少年近视防控长效机制

从现在起就要注重科学的顶层设计，高度重视、加大力度推进近视防控体系和长效机制建设。当前比较利于操作和推进的有序长效措施可以概括为以下几点。

（1）一减一增。落实学校课改，减轻学习压力和负担。树立学校近视防控主体地位，在重视教育问题的同时，更要关注学生的眼健康，减轻学生在校期间的学业负担，减少长时、近距看书和做作业的时间。增加在有效的阳光下户外活动时长，增加家庭参与，落实课外减负，形成学生、家长、教育部门、医务工作者和政府共同努力的防控局面。

（2）电子产品的科学、规范使用。电子产品的过度使用已经成为儿童青少年近视高发的重要因素之一。在学校、家庭教育中引导儿童青少年科学使用电子产品，避免过度娱乐性应用，总体减少电子产品使用频率和时长。特别要加强儿童青少年在假期中的视觉健康管理，不能让电子"保姆"成为假期中的近视"杀手"。

（3）科学引导视力矫正，延缓近视进展，预防高度近视形成。将普查和专业指导相结合，实现学生近视早发现、早干预，通过科学普及和专业机构诊治相结合的方式引导学生科学配镜，延缓近视进展。建立个人近视电子档案，开展信息化预警，将近视进展快（如年均进展大于 0.5D）的个体列入预警对象，重点提示、干预，避免其进展为高度近视。

（4）加强中小学的校园眼健康专业人员培养和近视防控设施投入。专业人才和专业设备的缺乏，尤其是基础数据调查和防控一线专业人员和专业知识、设备的缺乏，是限制近视防控工作开展的重要因素。要提升校园近视防控软硬件建设，增加相关人员配备和相关知识的科普宣传，强化与专业机构的联系。

（5）建立近视防控科学普及系统，营造近视防控全民氛围。近视防控的

关键还在于近视防控知识、技术的科学普及。对于绝大多数家长、教师和学生等社会公众而言，了解近视、清楚地知道近视形成的过程及其关键诱因和危害对近视防控有重要的意义。对于专业的眼科和社区全科医务人员而言，了解近视的深层次机制，及时指导存在近视风险的儿童青少年进行早期检测、诊断和干预，对预防近视形成、延缓近视进展意义重大。只有当全民近视防控的氛围形成，才能真正从根源上降低近视发生率。

四、打造五方联动的具体近视防控体系

儿童青少年近视防控是一个综合工程，需要家庭、学校、医疗卫生机构、学生和政府部门五大部分多个系统的合作、参与。在孩子成长的各个阶段，其侧重点不同，但各司其职，缺一不可。

综上所述，近视防控是一项系统性工程，需要持续坚持关注、各方广泛参与，才能够真正实现《综合防控儿童青少年近视实施方案》确定的总体目标。对于医务工作者而言，建立合理的机制、开展有效的近视防控工作仍然是一项艰巨的任务，需要每一位医疗和科学工作者倾注心血，进一步建立可信、可行、可及、可支付的防控机制。

此外，受新冠肺炎疫情的影响，我国儿童青少年普遍经历了较长时间的居家生活和网课学习，近视问题可能进一步加剧。如何做好疫情中与疫情后的近视防控工作，也是一项新的课题，需要得到更多的关注和更大力度的推动。

（本文作者系国家眼耳鼻喉临床医学研究中心主任、眼视光学和视觉科学国家重点实验室主任、国家眼视光工程技术研究中心主任、教育部高等学校眼视光医学教学指导委员会主任委员、中国老年医学学会眼科学分会主任委员、中华医学会眼科学分会副主任委员）

病理性近视应作为近视防控工作的重点

魏文斌

近视是全球范围内最常见的眼部疾病，近视人口已占全球人口的 23% 以上。而我国更是近视的高发国家，人群近视总患病率居高不下。近年来，我国儿童和青少年的近视发病率急剧上升，引起了国家和社会的高度重视。2018 年，国家卫生健康委员会会同教育部、财政部开展的全国儿童青少年近视调查工作显示，中国儿童青少年近视形势严峻，全国儿童青少年总体近视率为 53.6%，其中 6 岁儿童为 14.5%，小学生为 36.0%，初中生为 71.6%，高中生为 81.0%。2020 年 6 月教育部的调查结果显示，与 2019 年年底相比，半年期间，中小学生近视患病率增加了 11.7%，其中小学生的近视眼患病率增加了 15.2%。近视低龄化、重度化形势严峻，已成为一个关系国家和民族未来的大问题。习近平总书记高度重视青少年视力健康问题，要求全社会都要行动起来，共同呵护好孩子的眼睛，让他们拥有一个光明的未来。

除了高企的近视率令人担忧，随着近视逐渐低龄化，病理性近视的发生率也快速上升。国家卫健委于 2020 年 9 月至 12 月开展的近视专项调查显示，近视学生中近 10% 为高度近视，而且占比随年级升高而增长，在幼儿园 6 岁儿童中有 1.5% 为高度近视，高中阶段则达到了 17.6%。高度近视不仅仅是度数高的近视，除了戴镜的不便，还可能引发病理性近视、眼底病变等并发疾病，其危害严重影响人民群众的眼健康，需要引起全社会足够的重视。

近视按照病程进展和病理变化可分为单纯性近视和病理性近视。单纯性

近视屈光度通常在 –6D 以内，随着年龄增长而渐趋稳定，不伴有眼底病变，可根据屈光度再分为低度近视（>–3D）、中度近视（≤ –3D，>–6D）和高度近视（≤ –6D）。而病理性近视是指眼轴明显延长（常大于 26.5mm），且伴有眼底病理性改变的高度近视眼，屈光度多在 –8.0D 以上。病理性近视是一类特殊的近视，后巩膜葡萄肿和眼底病变是其主要特征。病理性近视不仅给患者带来视物不清的不便，更为重要的是，它还会引发不可逆的眼底病变，导致视力下降甚至失明，成为近视防控中的重点和难点。病理性近视已成为人群第三位致盲性眼病，仅次于白内障和青光眼，是引起低视力的常见病因，需要大家给予高度的重视。

近年来，我国病理性近视患病人群有逐渐年轻化的趋势，这主要与环境和生活方式的改变有关。随着中国城市化进程不断推进和社会持续发展，年轻人拥有更好的教育机会，课业负担加大，近距离用眼时间明显增加。幼儿期是眼轴发展的重要时期，许多家长为了让孩子"赢在起跑线"，大力投入学前教育，造成许多学龄前儿童过度用眼，消耗了远视储备，提前出现近视。此外，随着科学技术的进步，多媒体教学已十分普及，电子设备走进千家万户，在提高教学效率的同时，也增加了学生罹患近视的风险。室外活动时间缩减等因素也是病理性近视发病率升高的重要原因。

病理性近视在眼轴过度延长的过程中会出现一系列的眼部并发症，主要包括后巩膜葡萄肿、脉络膜和视网膜萎缩、近视性黄斑劈裂、黄斑裂孔、脉络膜新生血管等，且可终身进展。眼轴过度增长会引起眼球的结构变化，把正常眼球变成"歪瓜裂枣"，视网膜会变得越来越脆弱，可能发生视网膜裂孔、视网膜脱离等严重疾病，甚至有失明的可能，而且这些都是不可逆转的。

因此，近视防控工作的目标，除了降低整体的近视率以外，还应采取针对性的措施，避免儿童青少年在成年后出现病理性近视，发生不可逆的眼底疾病。虽然当下社会各界对于近视预防有足够的重视，但对于病理性近视的了解和关注十分有限，建议在政策上予以相应的倾斜。在教医配合的筛查环节，可以对有发展为病理性近视倾向的孩子进行识别，例如，8 岁之前近视的儿童、有高度近视家族史的儿童、同年龄段中近视度前 20% 的儿童等都属于高危人群。教育部门应组织力量，针对这类儿童的家长额外加强近视防控科普教育，争取家长的理解和重视，确保家长充分知晓，如果放任近视发展，那孩子不仅将要承受近视的不便，更可能要承担不可逆性眼底疾病的风险。预防病理性近视的发生是在避免疾病，其意义更为重大，这不仅是医务工作者的重任，更离不开家庭和学校的配合，需要相应的配套机制，引起各方足够的重视，形成统一战线，打好眼睛的"保卫战"。

防止眼轴过度延长是预防病理性近视的关键。病理性近视也是由正视逐渐发展演变而来的，想要有效预防病理性近视，应从儿童、青少年时期的近视防控开始。家庭、学校、医疗机构和政府部门各方协同，做好近视的三级预防。

一级预防（病因预防）：近视发生前进行健康宣教，改善儿童用眼行为，对近视高危人群加强监控。3~12 岁是视觉发育的关键时期，也是预防近视的关键时刻，需要保留充足的远视储备。

二级预防（早发现、早诊断、早干预）：定期视力检测，屈光异常儿童应及时散瞳验光，尽早进行干预。让近视发展得慢一点，尽量保持在轻度和中度近视。二级预防关键时期是小学阶段。

三级预防（延缓近视发展，避免近视相关并发症）：即近视发生后，佩戴合适的眼镜，健康用眼，科学防控，定期检查，减缓近视的发展，避免近视相关并发症的产生。

最主要的近视防控措施是减少长时间、近距离的用眼。幼儿园孩子每近距离用眼 20 分钟就需要休息眼睛 20 分钟；学生应利用好课间 10 分钟，进行眼部休息。儿童要保证每天 2 小时，每周至少 10 小时的户外活动时间。一些医学防控手段，例如红光治疗、近视离焦镜和雾视疗法，也可以有效控制眼轴的增长，在必要的时候可以采用。

　　针对高度近视的潜在人群，加强科普教育和近视防控，做好随访筛查，预防眼底并发症的发生。对于已经成为高度近视的患者，每年都应接受一次眼底检查；而对于病理性近视人群，至少应每半年接受一次眼底检查。眼底检查的目的是观察病变进展情况，若出现视网膜变性区或裂孔，须及时进行激光治疗；若出现视网膜脱离，应尽早进行手术治疗。

　　综上所述，近视防控要从小做起，尽早发现，及时进行科学有效的防控干预，避免近视低龄化、高度近视化，避免孩子成年后进入高度近视的眼病状态，这是我国现阶段近视防控工作的重点，也是难点。对于即将和已经进入高度近视范围的儿童，应加强筛查和科普教育工作，建立密切的随访机制，避免其进入病理性近视的眼疾状态，这不仅是眼科医务工作者的任务和使命，家庭、学校和政府也不能缺位。虽然困难重重，但我相信，在国家、社会的共同关注和努力下，我们必将打赢这一"保卫战"。

　　（本文作者系中国医药教育学会眼科委员会主任委员、中华医学会眼科学分会常委、中国医师协会眼科分会常委、北京眼科学会会长、北京同仁医院副院长、首都医科大学眼科学院副院长）

建立层级化近视管理体系

曾骏文

　　随着屈光不正快速低龄化，近视已经成为我国当代和未来人口素质的"国家战略"问题。而据《国民视觉健康》报告指出，我国青少年近视患病率已高居世界第一，因此，青少年近视的综合防治工作迫在眉睫。

　　近视防控工作需要统筹安排、系统管理，针对不同人群，建立合理、高效、完善的筛查、预防和诊治系统。我们提出以下建议和措施，希望能为我国近视防控工作提供科学思路和参考。

一、建立儿童眼健康筛查制度

　　建立儿童眼健康筛查制度。从基因、遗传、眼球发育、生活方式等各方面进行"近视风险性评估"，建立"眼健康发育管理"档案。

1. 儿童 3 岁前的眼健康筛查内容

检查时间	检查内容
28~30 天	眼外观、光照反应
3 个月	眼外观、瞬目反射、红球试验
6 个月	眼外观、3 月龄未成功项目、视物行为观察、眼位检查
1~3 岁	眼外观、眼位检查、眼球运动检查

2. 儿童 3 岁后进行近视风险性筛查

人眼在 3 岁时基本完成 70% 眼球发育，所以应从 3 岁开始进行初次近视风险性筛查。

3. 近视风险评估调查

（1）了解近视患者病史、家族史、生活习惯，评估近视发生发展的风险性因素。

（2）指导拟定个体化的近视防控方案。

（3）让家长了解孩子发生近视与哪些不良生活习惯有关，并加以改正。

4. 近视高危人群评估指标

（1）有遗传因素、先天因素。

（2）与同龄儿童比较，远视储备下降、曲率高、眼轴长。

（3）双眼发育不平衡，眼轴等参数差异大。

5. 建立儿童眼健康发育档案

（1）"0"岁应开始建立眼健康发育档案。利于及时发现先天性、遗传性眼病，及时治疗。0~3 岁发现问题的患者可以通过检影验光获取患者屈光状态。

（2）3 岁开始，根据患者配合情况和屈光、眼位、双眼发育平衡状态，选择进行系统眼健康检查，确定复查随诊时间，一般复查周期是 3~6 个月。

二、预防近视发生

对于近视高危人群应采取有效措施，及时干预，从源头降低近视发病率。

1. 去除病因

与近视相关的影响因素有可控因素和不可控因素，我们主要干预可控因素。

近视相关的影响因素	
不可控因素	可控因素
人种：黄种人 > 白种人	调节障碍：调节过度、不足，灵活性下降
遗传基因：80% 基因决定率，多基因隐性遗传	视觉环境：照明昏暗，阅读物对比敏感度下降，过多过早近距离工作
出生季节：夏 > 冬	缺乏户外活动
父母年龄超过正常生育年龄	远视性离焦
	成像品质下降
	对比敏感度视力下降
	错误屈光矫正
	饮食：挑食偏食，过度甜食

2. 改善不良生活、用眼习惯

（1）户外活动：每天至少 2 小时（户外是重点，室内活动无效，户外活动可预防和延缓近视进展，但不可治疗近视）。

（2）改善饮食习惯。

3. 中西医辅助治疗

（1）中医中药治疗：针灸、穴位按摩、耳穴压豆、灸疗、离子导入、中频脉冲。

（2）补充钙质和维生素。

（3）0.01% 阿托品可用于眼压正常的初发性近视，用药过程中需监测瞳孔、眼压变化。

（4）其他药物：改善视网膜微循环药物、降眼压药物可以选择性应用。

4. 视功能训练

按照个体化原则，拟定个体化训练方案，弥补视功能不足，满足用眼需求，提升视觉质量。

三、控制近视发展

在筛查的基础上，对近视进行分级管理。

1. 初发性近视

（1）初发性近视其实已经是真性近视，必须采取综合措施防控，避免其快速发展。

（2）诊疗流程：全面检查，进行视功能训练，视力仍无法提升者，进行散瞳验光和复验，测量眼轴、曲率。裸眼视力经训练后大于等于 0.8 者，可拟定长期训练方案，使用低浓度阿托品等药物，密切随访监测，延缓戴镜。视力不足 0.8 者，如果有视物不清症状，建议配镜。

2. 非进展性近视

（1）定义：近视进展缓慢，小于 0.5D/ 年。

（2）诊疗建议

①可以选择框架眼镜、角膜接触镜。

②定期复查、监测，一般 3 个月至 6 个月复查一次。

③注意：随着年龄增长、用眼负担变化，非进展性近视可能会转变成进展性近视。

3. 进展性近视

（1）定义：近视进展快速，大于 0.75D/ 年。

（2）进展性近视一般有以下特点：眼轴比较长，角膜曲率比较平，有高度近视遗传史，低龄化近视。

（3）诊疗建议

①推荐综合近视防控方案：软性、硬性角膜塑形镜结合使用；角膜塑形镜、框架结合使用；角膜塑形镜、视功能训练结合使用；角膜塑形镜、中药、西药结合使用。

②定期复查、监测：一般推荐 3 个月复查一次。

四、近视治疗

在当前的技术能力下，近视治疗的范畴涵盖以下内容：假性近视的治疗、病理性近视并发症的治疗以及真性近视手术治疗。

（1）假性近视的治疗：放松用眼，调节力训练，使用睫状肌解痉药物。

（2）病理性近视并发症的治疗：高度近视患者建议每半年进行一次全面眼科检查，主要包括以下内容。

①综合验光，若度数有变化建议散瞳验光。

②生物测量，与之前眼轴、曲率等参数进行比较，如果成人的眼轴或屈光度一直在增长，则在提示渐进性近视，可能会有后巩膜葡萄肿等情况发生，建议进一步检查眼 B 超等，必要的患者需要进行后巩膜加固术。

③散瞳三面镜检查：主要检查周边视网膜是否存在变性、裂孔、出血等病变，如发现问题可以进行预防性激光治疗，避免视网膜脱离等严重并发症出现。

（3）真性近视屈光手术治疗：可以选择角膜屈光手术或 ICL 植入术。

五、社会宣教

近视防控是需要医疗机构、学校、家长、孩子乃至全社会共同努力进行的一项工作，专业医疗机构承担着面向全社会进行科普宣教的职责，提高群众近视防控意识，呼吁全社会共同关注儿童视力健康，联合遏制近视发生、发展。

（1）以专业医疗机构为样板和依托、以医疗引领近视防治专业方向，规范近视防治诊疗流程、规范建立屈光发育档案，医教携手共同遏止近视发展。

（2）落实国家对于近视防治干预点前移的精神和要求，向全社会推广"3岁开始进行初次眼健康筛查"的理念，专业医疗机构联合妇幼保健系统，推广儿童从3岁开始进行近视风险评估，建立屈光发育档案。

（3）借助报纸、互联网、自媒体等多种传播形式，引导、教育全社会接受近视防控知识和科学理念。近视诊疗专业机构的从业人员应接受系统规范的专业技术培训和研修深造，保证近视诊疗得以科学、有效、规范和稳定地开展下去。

（本文作者系中山眼科中心视光学系副主任、中山大学中山眼科中心屈光与低视力专科主任、全国卫生产业管理协会视光产业分会副会长）

让科技进步更快更好地服务于近视防控

赵　阳

随着屈光不正快速低龄化，近视问题已经危害到我国儿童青少年的身心健康，成为影响我国当代和未来人口素质的"国家战略"问题。而据《国民视觉健康》报告指出，我国青少年近视患病率已高居世界第一，因此，儿童青少年近视的综合防治工作迫在眉睫。

3~12 岁是视觉发育的敏感期，也是近视防控的"脆弱期"。在此阶段，巩膜含有较多的胶原蛋白，可塑性强，近视的危险性因素和保护性因素产生的影响都会被放大。所以，3~12 岁是近视防控的关键时期。过去，我国儿童在 12 岁以前学业压力过重，是近视率居高不下的原因之一，教育部门已经认识到这个问题，正在努力实行一些措施以减轻学生的学习压力。2018 年8 月，教育部等八部门印发《综合防控儿童青少年近视实施方案》，将近视防控上升为国家战略；2021 年 4 月，教育部等十五部门联合制定《儿童青少年近视防控光明行动工作方案（2021—2025 年）》；2021 年 7 月，中共中央办公厅、国务院办公厅印发《关于进一步减轻义务教育阶段学生作业负担和校外培训负担的意见》。这些指导性方案可以减轻孩子的学习压力，力求在"脆弱期"保护孩子的眼睛。通过这些努力，2020 年我国儿童青少年总体近视率比 2018 年下降了 0.9%。

教育部门的努力改善了孩子的用眼环境，降低了用眼强度，这些属于行为防控的范畴，可以一定程度上降低近视率，但现代生活中广泛存在的手机、平板电脑等数字产品，还是会加重孩子的近距离用眼负荷。要想实现近视率的大幅下降，在改善用眼行为的基础上，也需要依赖防控技术的进步。

近年来，近视防控领域的基础和机制研究逐渐深入，应用层面也出现了很多新的方法和器具。因为医学的严谨性，新的方法和器具即使具备理论支持，也需要经过较为漫长的验证才能逐渐走入临床，成为行业指南。广泛推广则需要更加翔实的临床数据和高等级的循证医学证据，而这需要更为漫长的周期。

除了时间因素之外，经济因素也限制了一些方法的验证和推广。当前的医疗验证机制下，药物、医疗器械等验证工作，例如一期、二期、三期临床试验，通常是由持有权益的企业组织进行的。这些临床验证工作，需要组织和招募临床试验受试者，需要符合资质的医疗机构和医生主持试验，需要临床试验监察机构监督试验过程和整理数据。一套完整、规范、被行业认可的验证过程，通常需要高达数十万乃至数百万的经济投入。而近视防控的一些方法，尤其是一些物美价廉的防控方法，由于没有权益明确的企业主体，或者企业规模较小、盈利能力较弱，没有经济能力、人力资源，也没有足够的商业利益驱动其组织规范的临床试验，使得很多近视防控方法长期处于只有个人经验和局部数据、缺乏足够分量的循证医学证据的境地，这就限制了它们的验证和推广，同时也造成了从业者观点不统一、坊间谣言四起的现状。例如，调节力训练对于近视防控的帮助，有很多侧面证据支持，临床应用也有一定规模，但由于翻转拍等调节力训练器具的商业利益有限，经营企业规模通常较小，至今仍缺乏规范的可以被行业广泛认可的临床试验，来直接证实和评价调节力训练抑制眼轴和近视度增长的能力，这些限制了其在医疗领域的推广。

科学技术是第一生产力，在近视防控领域也不例外。近年来，近视防控相关的理论和应用技术快速发展。要使科学技术的进步更快、更好地服务于我国的近视防控工作，需要国家在政策层面有所倾斜，加快对于新近出现的近视防控方法的临床验证工作。可以由政府组织成立全国性的近视防控专家委员会，予以专项科研基金资助，针对每一种新方法，组织规范的临床验证工作，对其近视防控效能进行系统评价。评价结果对公众进行权威公布，选择效能好的方法进行推广，将成本高、效能差的方法予以淘汰，终结近视防控领域坊间传闻众多、群众分辨不清的不利局面。

为了贯彻习近平总书记关于近视防控的重要讲话精神和国家十五部门扎实推进综合防控儿童青少年近视工作的具体要求，我建议，近视防控的工作可以从如下四方面着手。

（1）建立国家级医学科研机构和组织，承担近视防控国家级课题，权威验证各类近视防控方法，并对公众定期发布评价过程和结论，形成常态。

（2）在权威验证的基础上，组织编写儿童青少年近视防控的科普书籍和专业教材，对于好的方法，加速推广。

（3）打造全国性的近视防控数字化解决方案服务体系，充分运用互联网、物联网和移动通信等手段，搭建起内容丰富、响应快捷的平台，权威发布含有图文、音频、视频等丰富多彩形式的科普讲座，为学校、家长和孩子提供安全、高效、易行的个性化近视防控方案。吸引更多的眼科医生、视保机构人士，投身到儿童近视防控的事业当中。

（4）建立全国性近视防控公益基金，积极支持、参与、推进全国尤其是相对贫困地区的儿童青少年的近视综合防控工作，建设近视防控示范校，捐赠儿童青少年近视防控器具等。

虽然实现近视全防御的难度很大，但在科技进步的赋能下，在政府的重视下，在全社会的关注下，我坚信，随着上述工作逐步落地，"让中国亿万青少年摘镜"的梦想终将成为现实。

本书作者

参考文献

[1] Logan N S, Wolffsohn J S. Role of un-correction, under-correction and over-correction of myopia as a strategy for slowing myopic progression[J]. Clin Exp Optom,2020,103(2):133-137.

[2] Muralidharan A R, Low S, Lee Y C, et al. Recovery From Form-Deprivation Myopia in Chicks Is Dependent Upon the Fullness and Correlated Color Temperature of the Light Spectrum[J]. Invest Ophthalmol Vis Sci,2022,63(2):16.

[3] Hu Y Z, Yang H, Li H, et al. Low color temperature artificial lighting can slow myopia development: Long-term study using juvenile monkeys[J]. Zool Res,2022,43(2):229-233.

[4] He M, Xiang F, Zeng Y, et al. Effect of Time Spent Outdoors at School on the Development of Myopia Among Children in China: A Randomized Clinical Trial[J]. JAMA,2015,314(11):1142-1148.

[5] 张曦文，刘瑞宝，宋冰洁，等 . 多巴胺在形觉剥夺性近视中作用的研究进展 [J]. 中华眼视光学与视觉科学杂志 ,2021,23(05):396-400.

[6] Chen S, Zhi Z, Ruan Q, et al. Bright Light Suppresses Form-Deprivation Myopia Development With Activation of Dopamine D1 Receptor Signaling in the ON Pathway in Retina[J]. Invest Ophthalmol Vis Sci,2017,58(4):2306-2316.

[7] Zhou X, Pardue M T, Iuvone P M, et al. Dopamine signaling and myopia development: What are the key challenges[J]. Prog Retin Eye Res,2017,61:60-71.

[8] Cheng Z Y, Wang X P, Schmid K L, et al. GABAB receptor antagonist CGP46381 inhibits form-deprivation myopia development in guinea pigs[J]. Biomed Res Int,2015,2015:207312.

[9] Guoping L, Xiang Y, Jianfeng W, et al. Alterations of Glutamate and gamma-Aminobutyric Acid Expressions in Normal and Myopic Eye Development in Guinea Pigs[J]. Invest Ophthalmol Vis Sci,2017,58(2):1256-1265.

[10] Harper A R, Summers J A. The dynamic sclera: extracellular matrix remodeling in normal ocular growth and myopia development[J]. Exp Eye Res,2015,133:100-111.

[11] Wu H, Chen W, Zhao F, et al. Scleral hypoxia is a target for myopia control[J]. Proc Natl Acad Sci U S A,2018,115(30):E7091-E7100.

[12] Lewis J A, Garcia M B, Rani L, et al. Intact globe inflation testing of changes in scleral mechanics in myopia and recovery[J]. Exp Eye Res,2014,127:42-48.

[13] Jiang L, Garcia M B, Hammond D, et al. Strain-Dependent Differences in Sensitivity to Myopia-Inducing Stimuli in Guinea Pigs and Role of Choroid[J]. Invest Ophthalmol Vis Sci,2019,60(4):1226-1233.

[14] 李疏凤，李雪，黄莹莹，等. 儿童近视进展与眼底血流及脉络膜厚度的关系 [J]. 中华眼视光学与视觉科学杂志 ,2021,23(10):759-765.

[15] Zhang S, Zhang G, Zhou X, et al. Changes in Choroidal Thickness and Choroidal Blood Perfusion in Guinea Pig Myopia[J]. Invest Ophthalmol Vis Sci,2019,60(8):3074-3083.

[16] 纪晓倩，吴昌凡，方严. 脉络膜厚度在近视发病机制中的研究进展 [J]. 临床眼科杂志 ,2016,24(01):88-90.

[17] 李敏，程慧勤，苑影，等. 近视人群脉络膜厚度与屈光度及眼压的关系 [J]. 中华眼视光学与视觉科学杂志 ,2014,16(06):350-353.

[18] Chiang S T, Phillips J R, Backhouse S. Effect of retinal image defocus on the thickness of the human choroid[J]. Ophthalmic Physiol Opt,2015,35(4):405-413.

[19] Swiatczak B, Schaeffel F. Transient Eye Shortening During Reading Text With Inverted Contrast: Effects of Refractive Error and Letter Size[J]. Transl Vis Sci Technol,2022,11(4):17.

[20] Aleman A C, Wang M, Schaeffel F. Reading and Myopia: Contrast Polarity Matters[J]. Sci Rep,2018,8(1):10840.

[21] Rozema J, Dankert S, Iribarren R, et al. Axial Growth and Lens Power Loss at Myopia Onset in Singaporean Children[J]. Invest Ophthalmol Vis Sci,2019,60(8):3091-3099.

[22] Zhu X, Wallman J. Temporal properties of compensation for positive and negative spectacle lenses in chicks[J]. Invest Ophthalmol Vis Sci,2009,50(1):37-46.

[23] Sun Y Y, Li S M, Li S Y, et al. Effect of uncorrection versus full correction on myopia progression in 12-year-old children[J]. Graefes Arch Clin Exp Ophthalmol,2017,255(1):189-195.

[24] Phillips J R. Monovision slows juvenile myopia progression unilaterally[J]. Br J Ophthalmol,2005,89(9):1196-1200.

[25] Atchison D A, Pritchard N, Schmid K L, et al. Shape of the retinal surface in emmetropia and myopia[J]. Invest Ophthalmol Vis Sci,2005,46(8):2698-2707.

[26] Smith I E, Arumugam B, Hung L F, et al. Eccentricity-dependent effects of simultaneous competing defocus on emmetropization in infant rhesus monkeys[J]. Vision Res,2020,177:32-40.

[27] Delshad S, Collins M J, Read S A, et al. The time course of the onset and recovery of axial length changes in response to imposed defocus[J]. Sci Rep,2020,10(1):8322.

[28] 王景辉 . 近视眼与正负相对调节的相关性研究 [J]. 中国眼镜科技杂志 ,2021(01):155-157.

[29] Chiang S T, Turnbull P, Phillips J R. Additive effect of atropine eye drops and short-term retinal defocus on choroidal thickness in children with myopia[J]. Sci Rep,2020,10(1):18310.

[30] Guo L, Fan L, Tao J, et al. Use of Topical 0.01% Atropine for Controlling Near Work-Induced Transient Myopia: A Randomized, Double-Masked, Placebo-Controlled Study[J]. J Ocul Pharmacol Ther,2020,36(2):97-101.

[31] Yam J C, Jiang Y, Tang S M, et al. Low-Concentration Atropine for Myopia Progression (LAMP) Study: A Randomized, Double-Blinded, Placebo-Controlled Trial of 0.05%, 0.025%, and 0.01% Atropine Eye Drops in Myopia Control[J]. Ophthalmology,2019,126(1):113-124.

[32] Yam J C, Li F F, Zhang X, et al. Two-Year Clinical Trial of the Low-Concentration Atropine for Myopia Progression (LAMP) Study: Phase 2 Report[J]. Ophthalmology,2020,127(7):910-919.

[33] Li F F, Zhang Y, Zhang X, et al. Age Effect on Treatment Responses to 0.05%, 0.025%, and 0.01% Atropine: Low-Concentration Atropine for Myopia Progression Study[J]. Ophthalmology,2021,128(8):1180-1187.

[34] Ostrin L A, Jnawali A, Carkeet A, et al. Twenty-four hour ocular and systemic diurnal rhythms in children[J]. Ophthalmic Physiol Opt,2019,39(5):358-369.

[35] 杜非凡, 吴志鸿. 高度近视与原发性开角型青光眼相关机制研究进展 [J]. 中国实用眼科杂志,2017,35(04):368-371.

[36] Dane S, Kocer I, Demirel H, et al. Long-term effects of mild exercise on intraocular pressure in athletes and sedentary subjects[J]. Int J Neuros ci,2006,116(10):1207-1214.

[37] 王成浩. 一次性有氧运动对中高度近视女大学生眼压的影响 [D]. 北京体育大学,2017.

[38] El-Nimri N W, Wildsoet C F. Effects of Topical Latanoprost on Intraocular Pressure and Myopia Progression in Young Guinea Pigs[J]. Invest Ophthalmol Vis Sci,2018,59(6):2644-2651.

[39] Thakur S, Dhakal R, Verkicharla P K. Short-Term Exposure to Blue Light Shows an Inhibitory Effect on Axial Elongation in Human Eyes Independent of Defocus[J]. Invest Ophthalmol Vis Sci,2021,62(15):22.

[40] Gan J, Li S M, Atchison D A, et al. Association Between Color Vision Deficiency and Myopia in Chinese Children Over a Five-Year Period[J]. Invest Ophthalmol Vis Sci,2022,63(2):2.

[41] Hu Y Z, Yang H, Li H, et al. Low color temperature artificial lighting can slow myopia development: Long-term study using juvenile monkeys[J]. Zool Res,2022,43(2):229-233.

[42] 杨春宇，汪统岳，梁树英，等 . 不同 LED 照明环境下学生的脑电信号变化 [J]. 照明工程学报 ,2019,30(02):55-58.

[43] Nickla D L, Thai P, Zanzerkia T R, et al. Myopic defocus in the evening is more effective at inhibiting eye growth than defocus in the morning: Effects on rhythms in axial length and choroid thickness in chicks[J]. Exp Eye Res,2017,154:104-115.

[44] 严宏祥，张自峰，李曼红，等 . 从实证角度客观评价眼保健操 [J]. 眼科 ,2021,30(03):173-176.

[45] Xiong F, Mao T, Liao H, et al. Orthokeratology and Low-Intensity Laser Therapy for Slowing the Progression of Myopia in Children[J]. Biomed Res Int,2021,2021:8915867.

[46] Jiang Y, Zhu Z, Tan X, et al. Effect of Repeated Low-Level Red-Light Therapy for Myopia Control in Children: A Multicenter Randomized Controlled Trial[J]. Ophthalmology,2021.

[47] 蓝敏，杨旭波，刘陇黔. 投影与液晶电视引起视疲劳的初步对比研究 [J]. 中华眼科杂志 ,2019(08):595-600.

[48] Sun Y, Jin Z B, Wei S, et al. New loci for refractive errors and ocular biometric parameters in young Chinese Han adults[J]. Sci China Life Sci,2022.